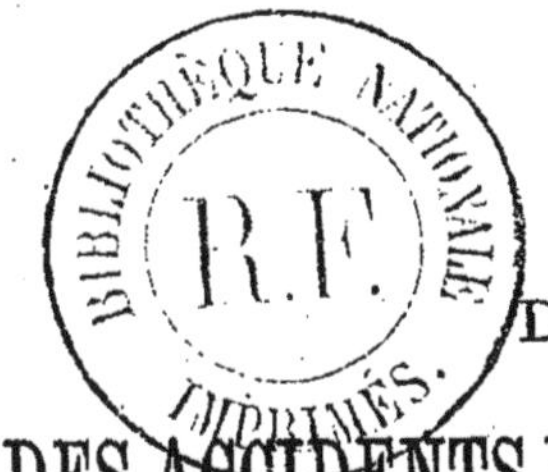
BIBLIOTHÈQUE NATIONALE
R.F.
IMPRIMÉS.

DE QUELQUES-UNS
DES ACCIDENTS DUS A LA PRÉSENCE DES CALCULS
DANS LES VOIES BILIAIRES
ET DE LEUR TRAITEMENT

AF476608

Te 93
49

DE QUELQUES-UNS

DES ACCIDENTS DUS A LA PRÉSENCE DES CALCULS

DANS LES VOIES BILIAIRES

ET DE LEUR TRAITEMENT

PAR

BIBLIOTHÈQUE NATIONALE
R.F.
IMPRIMÉS

Emile PECH,

Docteur en médecine de la Faculté de Paris,
Ancien interne de l'Asile public des aliénés de Toulouse.

PARIS
A. PARENT, IMPRIMEUR DE LA FACULTÉ DE MEDECINE
29-31, RUE MONSIEUR-LE-PRINCE, 29-31

1879

A LA MÉMOIRE DE MON GRAND ONCLE PATERNEL

BERTRAND MONBERTRAND
Docteur en médecine.

A LA MÉMOIRE DE

MES GRANDS-PÈRES PATERNEL ET MATERNEL

A LA MÉMOIRE

DE MA GRAND-MÈRE

A LA MÉMOIRE

DE MES DEUX FRÈRES ALFRED ET GABRIEL

A MON PÈRE ET A MA MÈRE

Recevez ce faible témoignage de ma profonde reconnaissance.

A MES ONCLES

A MES TANTES

A MES COUSINES ET A MES COUSINS

A MON EXCELLENT AMI LOUIS MERQUEZ

Pharmacien à Martel (Lot).

A MES AMIS

A mon cher maître

M LE PROFESSEUR LABOULBÈNE

A M. LE PROFESSEUR VULPIAN

A M. LE DOCTEUR G. MARCHANT

Directeur et médecin en chef de l'Asile public des aliénés de Toulouse.

DE QUELQUES-UNS

DES ACCIDENTS DUS A LA PRÉSENCE DES CALCULS

DANS LES VOIES BILIAIRES

ET DE LEUR TRAITEMENT

I

INTRODUCTION.

Toutes les fois qu'un calcul se forme dans un appareil excréteur, qu'il s'agisse des voies urinaires, des glandes salivaires ou de l'appareil excréteur du foie, la présence de ce corps étranger peut devenir la cause de complications nombreuses et variées.

Parmi ces complications, il en est qui sont de même nature et revêtent une expression clinique comparable dans les divers appareils : telles sont celles qui sont dues à la rétention des liquides excrémentitiels. D'autres, au contraire, ont un caractère absolument spécial, ressortant de la constitution propre et des connexions de l'appareil considéré.

A cet égard, l'appareil excréteur du foie offre, si l'on peut ainsi parler, une individualité remarquable.

Constitué en effet à son origine par des racines innombrables qui parcourent dans tous les sens le parenchyme hépatique, il dégénère bientôt en un conduit unique, mais remarquablement étroit eu égard au volume considérable de l'organe. Cette anomalie de volume, si l'on peut s'exprimer ainsi à l'égard d'un fait parfaitement normal, donne la clef de quelques états pathologiques du foie. Ce n'est pas tout, bientôt ce canal unique, étroit, fournit latéralement un diverticule, une sorte de poche ou de réservoir destinés à servir de refuge au fluide biliaire dans l'intervalle des digestions. Ce réservoir, la vésicule biliaire, communique avec le canal hépatique par un conduit remarquablement étroit lui-même, en sorte que la bile obligée de parcourir ce détroit pour s'accumuler dans son réservoir naturel, est obligé de le traverser de nouveau pour parvenir à sa destination, la cavité intestinale. Cette disposition entraîne plusieurs conséquences nécessaires. Il est évident, en premier lieu, que, si des concrétions biliaires doivent se former quelque part sur le trajet de la bile, il doit en être principalement ainsi dans la vésicule biliaire où ce liquide est obligé de séjourner immobile dans l'attente de la prochaine digestion. Elle nous enseigne en outre que le calcul, ainsi formé, est désormais impuissant à sortir de la vésicule où il s'est organisé à moins qu'il ne soit d'un volume insignifiant, et que, lorsque les contractions de la vésicule tendront à chasser la bile vers l'intestin, ce calcul, enclavé dans le canal cystique, sera impuissant à le franchir. Ainsi se trouve constitué le mécanisme ordinaire de la rétention de la bile dans la vésicule et de la distension de ce réservoir. Tel est aussi le mécanisme habituel de l'état morbide connu sous le nom de *tumeur biliaire*.

Ces différents points de vue ont été mis en relief d'une manière particulièrement remarquable par le professeur Laboulbène (1).

« Le siège ordinaire des *gros* calculs biliaires, dit-il, est la vésicule biliaire, le canal cystique et le canal hépatique... Il est rare de trouver des calculs volumineux dans les branches du canal hépatique. Les calculs sont tantôt libres et mobiles, tantôt fixes et arrêtés sur un point des voies biliaires où les maintient un rétrécissement ; d'autrefois ils sont absolument immobiles, adhérents et enchatonnés ou enkystés..... Des prolongements de la muqueuse sont encore observables dans les calculs poreux. D'autres fois les ectasies des voies biliaires renferment des calculs ; enfin ceux-ci par perforation peuvent se trouver plus ou moins loin dans le parenchyme hépatique, dans la cavité abdominale, dans la veine porte... si un très gros calcul distend la vésicule, les parois forcées forment une enveloppe kystique, les fibres musculaires sont atrophiées et les membranes infiltrées de graisse. »

Mais à côté de ces complications qu'il est facile de déduire des données anatomiques concernant les voies d'excrétion de la bile, il en est d'autres dont la forme clinique est tellement singulière, s'éloigne tant de tout ce que l'analogie pourrait faire supposer, qu'il serait impossible à l'esprit le plus aventureux de les prévoir *a priori*. Telles sont les complications qu'on trouve mentionnées dans celles de nos observations qui portent les n°s VI, IX, XII, tels sont les faits qui nous ont donné l'idée de faire le sujet de notre travail inaugural. A cette étude nous joindrons l'histoire de quelques tentatives faites par la chi-

(1) Laboulbène. Nouveaux éléments d'anatomie pathologique, descriptive et histologique. Paris, 1879.

rurgie dans le but d'étendre son domaine sur des états pathologiques qui lui étaient jusqu'ici restés inaccessibles. Nous indiquerons ce que l'on a tenté et nous exposerons les résultats obtenus.

HISTORIQUE.

De nombreux travaux ont été faits sur les complications liées à la présence des calculs dans les voies biliaires. Nous ne les indiquerons pas tous et sans compter que ce travail a été fait, il serait sans objet ici.

Presque tous les observateurs, qui se sont occupés des calculs biliaires, ont aussi signalé les désordres auxquels leur présence peut donner lieu. Vésale et Fallope s'en étaient déjà occupés au xvie siècle. Bien plus complet est le travail de Glisson : Anatomica hepatis, de la même époque : le siège ordinaire des calculs biliaires, leur nombre habituel, leur volume sont par lui notés avec soin. On trouve aussi dans ce remarquable ouvrage une description à peu près complète de quelques cas de distension de la vésicule biliaire par rétention.

Tous les travaux antérieurs sont analysés avec soin par Morgagni dans sa 57e lettre.

Dans le traité de Realdus Colombus, Historia hepatis, (Genève 1725), se trouve l'observation célèbre d'Ignace de Loyola. (T. I, p. 191.)

La plupart des travaux et des observations publiés dans la suite sont presque tous relatifs aux accidents provoqués par les concrétions biliaires. La littérature médicale en est très riche. On en trouvera l'indication détaillée et complète, nous osons l'espérer, dans le chapitre bibliographique qui termine notre travail.

Tous les faits antérieurs à l'année 1851 se trouvent réunis dans le remarquable ouvrage de Fauconneau-Dufresne (1).

Les travaux postérieurs à cette date consistent en publications d'observations ou en présentations de pièces aux sociétés savantes.

Parmi ces faits quelques-uns sont d'un haut intérêt. Tel est celui de Siry, publié dans les Bulletins de la Société anatomique (1857, 2e série, t. II, p. 289).

Tel est encore celui de Guibout qu'on trouve dans les Bulletins de la Société médicale des hôpitaux (2e série, t. I, p. 195.)

Nous avons indiqué dans notre introduction que les chirurgiens avaient essayé d'opposer les ressources de l'art à quelques-unes des complications déterminées par les calculs biliaires. Les tentatives à cet égard n'ont pas été nombreuses.

Nous n'avons pas mentionné ici les cas où le calcul ayant déterminé une collection purulente dans un point plus ou moins éloigné de son siège primitif, cette collection a été ouverte à la manière d'un abcès ordinaire. Dans ce cas, en effet, l'indication opératoire ne diffère pas sensiblement de celle de tout abcès simple. Nous avons ici spécialement en vue les cas de distension de la vésicule biliaire, ces cas où la vésicule, convertie en kyste, constitue une menace incessante pour la vie du malade qui en est affecté. Le chirurgien se trouve alors, en effet, en présence d'une tumeur liquide qui, par une partie de sa surface, est en contact immédiat avec la paroi abdominale. On conçoit combien devait être forte la tentation de détruire ce

(1) Fauconneau-Dufresne. Traité de l'affection calculeuse du foie et du pancréas, Paris, 1851.

kyste tout en faisant l'extraction des calculs qu'il peut contenir.

Nous avons fait des recherches prolongées dans le but de remettre au jour les cas où une pareille tentative a été faite. Mais soit que l'abstension ait été la règle de presque tous les chirurgiens, soit que tous les faits n'aient pas été publiés en raison des résultats obtenus, on ne trouve presque rien dans la littérature médicale.

Le premier et presque l'unique cas où l'on ait tenté d'évacuer une tumeur biliaire remonte au XVIIIe siècle. C'est une observation de Liebergen, d'un calcul volumineux issu d'une tumeur purulente biliaire après incision de celle-ci et rapportée par Stalpart van der Viel dans son ouvrage : Observations rares de méd., etc., Paris 1758, traduction de Planque, t. I, p. 190.

Depuis cette tentative, d'ailleurs fort irrégulière, un long intervalle s'écoule dans lequel les bibliographies les plus complètes gardent à cet égard un silence absolu.

On devait s'attendre de nos jours à ce que la chirurgie, devenue plus audacieuse en même temps que plus sûre, ne reculerait pas devant un état morbide regardé jusqu'à présent comme incurable. En effet, la question de la gastrotomie appliquée aux affections de la vésicule biliaire a été tout récemment portée devant une de nos sociétés savantes par M. Th. Anger. Le débat, dont la communication de ce chirurgien fut l'occasion, a permis de préciser plus nettement les indications de la gastrotomie en même temps qu'il nous enseigne le manuel opératoire convenable. Nous aurons l'occasion de revenir sur ce sujet avec plus de détails.

ANATOMIE PATHOLOGIQUE

La nature des complications que nous allons décrire est si variable dans les différents cas, que nous avons dû renoncer à en donner une classification. Aussi avons-nous dû nous borner à faire un travail qui représente plutôt un inventaire de ces formes irrégulières de l'affection calculeuse du foie qu'une étude méthodique sur ce sujet. Notre but sera atteint si nous parvenons à mettre ceux qui nous liront en garde contre certaines surprises de la clinique.

Des calculs ont été rencontrés dans les différents points des voies biliaires. Ils se développent primitivement soit dans les radicules des conduits hépatiques, soit surtout dans la vésicule. Ils grossissent sur place par addition de couches successives ou bien de là ils cheminent vers les autres sections de l'appareil excréteur de la bile, vers le canal hépatique ou vers le canal cystique, et en définitive vers le canal cholédoque. Ils s'arrêtent souvent en route et vont sans cesse s'accroissant par addition de couches nouvelles. La présence des calculs biliaires dans l'intérieur du foie est assez exceptionnelle pour que Morgagni ait pris soin de rappeler tous les auteurs qui l'avaient constatée. Il pense que ces concrétions occupent toujours les branches même du conduit hépatique et n'accorde qu'avec peine qu'ils peuvent se développer dans les grains glanduleux du foie. Quoi qu'il en soit, les calculs peuvent acquérir même dans ces parties un volume considérable en dilatant sous forme de kyste le canalicule qui les renferme. Dans certains cas ils sont si nombreux, qu'il semble que tout le foie ait été injecté de ces concrétions et qu'il est impossible de le diviser au moyen d'un instrument tranchant. (Chopart cité par Fauconneau-Dufresne)

Mais autant les calculs intra-hépatiques sont rares, autant ceux de la vésicule sont fréquents. C'est là qu'ils se produisent de préférence : ils s'y multiplient quelquefois en nombre considérable en développant les dimensions de l'organe d'une façon excessive.

Souvent un calcul se fixe sur un point des parois biliaires, y creuse une loge, et finit par s'y *enchatonner* comme il arrive dans la vessie. Le même fait peut avoir lieu dans le canal cystique et dans le canal cholédoque.

Logé dans le canal hépatique ou dans le canal cholédoque, le calcul devient un obstacle au cours naturel de la bile, ce liquide s'accumule en amont du calcul, de là des dilatations portant sur une partie ou sur l'ensemble des canaux excréteurs de la bile, pouvant même gagner l'épaisseur du foie qui ne tarde pas à subir le contre-coup d'une semblable anomalie.

Ces dilatations, et c'est pour cela que nous nous sommes étendu sur ces généralités, ces dilatations, disons-nous, paraissent être la condition pathogénique indispensable de nombre des lésions dont nous allons nous occuper dans un instant.

A la dilatation s'ajoute pourtant comme condition pathogénique l'inflammation des voies biliaires, leur ulcération déterminées par la présence du calcul.

Cette inflammation qui peut être et est souvent catarrhale et n'intéresse que la muqueuse, dépasse souvent l'épaisseur des canaux et se propage aux tissus avoisinants. Elle peut devenir phlegmoneuse dans le tissu cellulaire extra-vésiculaire et y former des abcès de voisinage.

Elle peut atteindre de la sorte un organe dont les lésions ont une suite facile à prévoir, la veine porte par exemple.

Dans sa forme ulcéreuse l'inflammation a pour effet d'ouvrir à la bile et aux calculs un chemin dans des directions variables. Les calculs peuvent ainsi passer dans le tissu cellulaire qui unit le vésicule au foie (Barth); dans une excavation ulcéreuse du foie lui-même; dans les cavités qui avoisinent le foie : duodenum, côlon transverse. veine porte et même dans les voies urinaires.

Dans certains cas, il arrive que la rupture de la vésicule biliaire se produit sans altération, sans inflammation et sans ulcération préalable de ces parois, mais par trop plein et par distension excessive.

Il en est ainsi dans l'observation numéro IV. A l'autopsie on trouva une quantité notable de bile épanchée dans l'abdomen; cet épanchement avait déterminé une péritonite rapidement mortelle et s'était entouré de fausses membranes agglutinant entre elles les anses intestinales voisines. Près du col de la vésicule était une petite ouverture pouvant recevoir l'extrémité d'une sonde de femme. Le canal cholédoque était oblitéré à son origine par un calcul cylindrique d'un demi-pouce de long et de quelque lignes de diamètre.

Mais le plus habituellement c'est dans le canal cystique que le calcul est enclavé.

Grand-Claude et Fauconneau, dans un cas de ce genre, trouvèrent la vésicule perforée et rétractée sur un calcul.

Il en est de même dans notre observation V... (Macpherson, Arch., 1871). La vésicule biliaire très épaisse, vide, était fortement retractée sur un calcul biliaire de forme ovale mesurant 3/4 de pouce sur 5/8 de large. La grande circonférence était de 2 pouces 1/4, la petite circonférence de 2 pouces. La cavité de la vésicule était entièrement remplie par le calcul.

Ces faits offrent un intérêt tout particulier et doivent être opposés au point de vue pratique à ceux que nous allons énumérer bientôt et où les calculs sont libres, flottant dans la vésicule.

En effet, après la formation de la fistule biliaire à la peau, c'est en vain qu'on attendrait de la nature la guérison spontanée de la maladie. Ce qui le prouve, c'est que dans les observations que nous venons de signaler et dans d'autres encore, la maladie, bien loin de s'améliorer après l'ouverture de la poche, s'est continuée par un amaigrissement et un affaiblissement progressifs et s'est enfin terminée par la mort.

C'est donc en vain que dans ces circonstances on attendrait de l'expectation une issue heureuse du mal, que seule une intervention active peut procurer. Aller à la recherche du calcul avec l'instrument explorateur : stylet, sonde de femme, l'extraire avec l'instrument approprié, telle est la conduite à tenir.

Ailleurs, ai-je dit, les calculs biliaires sont libres, flottants, pour ainsi dire, dans la cavité de la vésicule biliaire. Bien qu'il soit difficile de préciser dans tous les cas comment s'est effectuée l'ouverture de la vésicule biliaire, ces faits n'en existent pas moins, de nombreuses observations recueillies avec soin en attestent l'existence, les relevés montrent même qu'ils sont plus nombreux que les précédents.

Telle est l'observation de Pomme le fils, où la fistule donne issue à une prodigieuse quantité de calculs. Telles sont encore celles de Lespine, Duplay, Luchez, de Mersmann, Dassit, Tampelini, Bouisson.

Il est un troisième ordre de faits où la guérison ne

saurait, non plus que dans les faits du premier genre, être obtenue que par une intervention chirurgicale.

Mais tandis que dans ce dernier cas c'est dans le canal cystique que le calcul est enclavé et qu'il sera nécesaire d'aller le chercher très loin sous la face inférieure du foie, ici c'est dans l'épaisseur des parois du corps de la vésicule que se trouve logée la concrétion. C'est un fait analogue à ce qui se passe pour la pierre dans la vessie. C'est dans ce cas une véritable vésicule biliaire à cellules, en empruntant ce terme et cette comparaison à la pathologie des voies urinaires.

Passons actuellement à l'étude des lésions déterminées par la bile épanchée au dehors de la vésicule biliaire.

On a rencontré, à cet égard, des faits bien différents les uns des autres.

Habituellement les choses se passent de la manière suivante : Le fond de la vésicule biliaire distendue vient se mettre en rapport avec la paroi abdominale au niveau du rebord des fausses côtes droites ou un peu au-dessous. Bientôt la distension de la vésicule augmentant, ce rapport devient de plus en plus intime et étendu sous l'influence de la distension et de la pression des corps étrangers contenus dans la vécicule, une péricholite adhésive à marche sourde se produit. Cette inflammation, véritable péritonite partielle, s'accompagne de la formation de pseudomembranes qui deviennent d'autant plus épaisses et d'autant plus résistantes que ce travail est plus long. Arrive un moment où la vésicule et la paroi abdominale sont véritablement confondues.

Le même travail d'adhérence se fait d'ailleurs à l'égard des organes qui sont en rapport avec la vésicule biliaire, foie, intestin grêle, duodenum, gros intestin, veine porte.

Selon que la rupture aura lieu dans un sens ou dans l'autre, les suites seront de tout point différentes.

Je ne m'arrêterai pas longuement aux communications internes; celles-là sont au-dessus des ressources de l'art et ne rentrent pas à vrai dire dans le cadre que je me suis tracé.

Les fistules faisant communiquer la vésicule biliaire avec l'une des trois portions du tube digestif sont maintenant classiques, elle ne m'arrêteront pas plus longtemps.

Je serai plus long pour le cas où la migration s'effectue vers le foie. Ce cas en effet s'éloigne absolument des précédents en ce que la collection purulente qui se forme dans l'organe, bien qu'elle soit logée dans l'épaisseur du parenchyme hépatique, peut à la longue s'approcher de la paroi abdominale et offrir plus d'un point de ressemblance avec les ruptures de la vésicule qui ont lieu directement vers la paroi abdominale. Au nombre des plus rares parmi celles qui se font vers les organes internes, il faut ranger celles qui ont pour effet de verser la bile dans la veine-porte. Tout le monde connaît la relation fameuse de l'autopsie d'Ignace de Loyola par Realdus Colombus. Les seules observations semblables à celle-là que nous ayons pu trouver sont dues, l'une à M. Luys qui l'a consignée dans les Bulletins de la Société anatomique, (32e année, 2e série, t. II, p. 178) et où le pus avait pénétré dans la veine porte, l'autre à Devay, et qui se trouve dans la *Gazette médicale de Paris*, pour l'année 1843, et dans le traité de Fauconneau Dufresne.

Un fait plus rare et plus curieux encore se trouve dans les comptes rendus de la Société anatomique pour l'année 1828, p. 258. C'est un cas de communication avec la veine mésentérique inférieure dû à Robert.

Lorsque la rupture se produit au dehors, elle affecte un certain nombre de dispositions variables.

Le cas le plus simple est celui où, par le fait d'un travail d'inflammation ulcérative persitante, le contenu de la vésicule biliaire est peu à peu conduit vers l'extérieur. Mais jamais dans ce cas la bile et les calculs ne sont versés directement au dehors. Il y a un temps d'arrêt obligé, imposé par la constitution de la paroi antérieure de l'abdomen.

Après avoir franchi l'épaisseur des muscles obliques, la collection arrive sous la peau, c'est-à-dire en présence d'un des tissus les plus résistants de l'économie. Par contre elle est, en attendant, logée dans le tissu cellulaire sous-cutané, souple et extensible de la région. Là, rien ne s'oppose à ce qu'elle se repande librement sous la peau. Il se fait, en un mot, une véritable poche ou infiltration biliaire comparable à la poche et à l'infiltration urineuse.

Dès ce moment, un phlegmon a lieu qui doit aider à la perforation de la peau.

Lorsque la collection est ouverte naturellement ou par le secours de l'art, on se trouve donc en présence d'un état de choses ainsi caractérisé : L'orifice cutané conduit directement dans une poche située au-dessous de la peau et dans laquelle peuvent se loger de la bile et des calculs. Il faudrait bien se garder de prendre cette cavité pour la cavité de la vésicule biliaire elle même et de croire qu'après avoir extrait les calculs qu'elle peut contenir, on a ôté le germe du mal. Cette seconde poche est encore plus profonde et communique avec la poche superficielle par un trajet ordinairement *étroit et sinueux*, *difficile à trouver* par conséquent.

Au moment où le phlegmon superficiel s'entrouvre, un

BIBLIOTHÈQUE NATIONALE R.F. IMPRIMÉS

ou plusieurs calculs sortent en même temps que la bile et le pus, mais jamais, du moins il en est ainsi dans les nombreuses observations que nous avons compulsées, jamais il n'arrive que le malade se trouve dès ce moment débarrassé de tous ses calculs.

Bien plus, on doit se faire une règle de penser que les plus importants de ces calculs, ceux qui sont enclavés dans le canal cystique ou dans les parois de la vésicule biliaire sont restés en place.

Souvent il arrive que la fistule cutanée est moins directe que dans le cas précédent, et c'est en suivant un chemin plus tortueux, quelquefois très long, que le contenu de la vésicule biliaire arrive enfin sous la peau.

Dans un cas de Boudet, (*Bulletin de la Société Anatomique*, 12e année) la bile au sortir de la vésicule se dirigea vers la région épigastrique où elle forma une tumeur circonscrite par des fausses membranes épaisses.

Ces deux collections communiquaient facilement l'une avec l'autre à travers la perforation de la vésicule. Ce n'est que dans une troisième et dernière étape que le liquide pathologique parvint au-dessous de la peau de l'épigastre après avoir perforé la paroi abdominale.

Un autre fait de ce genre et ne différant du précédent que par quelques détails insignifiants, se trouve dans la collection des bulletins de la Société anatomique.

Sans doute ce mécanisme s'est produit nombre de fois, et peut se reproduire encore. Cet état de choses donne lieu à des considérations d'un intérêt évident. Tandis que dans les cas du genre de ceux qui constituent le groupe précédent, il est possible de parvenir dans la cavité même de la vésicule biliaire par la dilatation du trajet fistuleux, soit au moyen de l'éponge préparée, soit au moyen de tiges de luminaire comme cela a été fait, et d'en extraire les calculs qui entretiennent la fistule; on conçoit qu'une pareille manœuvre ne saurait conduire jusqu'à la source du mal dans le cas du genre de celui de Boudet. On ne pourrait parvenir ainsi que dans la poche secondaire et ce n'est pas suffisant. C'est donc à une opération plus compliquée, imposée par la nature des qu'il lésions, faudrait recourir.

Dans un troisième groupe de cas, c'est vers la région ombilicale que se porte le contenu de la tumeur biliaire, c'est là une source on peut dire assez fréquente des collections liquides de la région ombilicale.

Quelques mots d'anatomie nous semblent ici nécessaires. On sait que le professeur Richet a attiré l'attention sur la disposition toute spéciale du fascia transversalis fibreux sur la face profonde de la paroi abdominale au-dessus de l'ombilic. C'est cette description que nous tenons à rapporter ici en peu de mots. Nous croyons en effet qu'elle explique admirablement la marche des collections liquides de la vésicule biliaire vers l'ombilic.

« Il me reste à parler, dit Richet, d'une lamelle fibreuse qui double le péritoine (au-dessus de l'ombilic) mais dans la partie seulement qui avoisine l'anneau, lamelle qui n'est pas sans analogie avec celle que A. Cooper a décrite sous le nom de fascia transversalis à la région inguinale, et sur laquelle l'attention d'aucun auteur, à ma connaissance du moins, ne s'est arrêtée. Elle m'a paru remplir, par rapport au trajet ombilical, le même rôle que le *fascia transversalis* par rapport au canal ou trajet inguinal, et je propose pour cette raison, de lui donner le nom de *fascia transversalis umbilicalis*, ou plus simplement de *fascia umbilicalis*

« Ce fascia présente suivant les sujets des différences assez tranchées. Pour en avoir une idée aussi complète que possible, il faut choisir un cadavre présentant tous les attributs de la force et de l'énergie musculaires : on observe alors que le péritoine qui enveloppe la veine ombilicale est, depuis l'anneau jusqu'à trois ou quatre centimètres, au-dessus de l'ouverture, doublé par une lamelle blanchâtre à fibres dirigées transversalement, et coupant à angle droit la direction de la veine. Ces fibres peuvent être suivies sur les bords des muscles droits, où elles se confondent manifestement avec le feuillet postérieur de leur gaine aponévrotique. Inférieurement ce fascia ne descend pas au-dessous de la cicatrice ombilicale ; quelquefois cependant, on le voit se prolonger sur le cordon fibreux des artères et se terminer d'une manière insensible.

Supérieurement, tantôt il finit nettement à 3 ou 4 centimètres au-dessus de l'anneau, d'autres fois, il se comporte comme inférieurement, c'est-à-dire qu'il est impossible de lui assigner des limites précises.

« Sous le nom de gouttière ombilicale ou de trajet ombilical, je désigne l'espace compris entre la face postérieure de la ligne blanche abdominale, le bord interne des muscles droits et le *fascia umbilicalis*, espace dans lequel s'insinue, à 4 ou 5 centimètres environ au-dessus de la cicatrice ombilicale, la veine de ce nom accompagnée d'une grande quantité de tissu cellulaire chargé de graisse.

« Inférieurement, la gouttière aboutit à cette partie supérieure de l'anneau ombilical que j'ai dit être dépourvue d'adhérences solides et fermée par un peloton adipeux recouvert seulement par la peau.

« Il suit de là que la gouttière ombilicale représente véritablement un canal et mieux un trajet, qui reçoit à quelques centimètres au-dessus de l'anneau la veine ombilicale, il aboutit à la cicatrice cutanée.

« Après cette description, le professeur Richet, parlant des hernies ombilicales, ne doute pas qu'un certain nombre d'entre elles ne suivent le trajet ombilical pour franchir la cicatrice ombilicale, dans le point où elle est peu adhérente et parvenir enfin sous la peau qui entoure l'ombilic. »

Il ne parle pas, il est vrai, des collections liquides ; mais de l'intestin à ces dernières, il n'y voit qu'un pas à faire. — Parmi les observations de ce genre que nous avons trouvées dans les recueils scientifiques, une surtout nous parait concluante. Elle est due au docteur Allide Brünn et a paru dans le Œster. méd. Jahr Band, XII Heftlet se trouve analysée dans les Archives générales de médecine (3me et nouv. série 1839 t. IV, p. 235). Une femme âgée de 46 ans souffrait depuis longtemps de douleurs hépatiques. Un jour apparut au-dessous de l'ombilic une tumeur fluctuante, qui s'étant ouverte spontanément donna issue à une grande quantité de pus. La fistule persistant indéfiniment sans espoir de guérison, l'auteur résolut de remonter à la source du mal. Pour cela, il suivit le trajet fistuleux. Celui-ci se trouvait sous la face profonde de la paroi abdominale, et se dirigeait vers la face inférieure du foie. Elle le conduisit en effet jusque sur la vésicule biliaire. Celle-ci communiquait avec le trajet fistuleux et contenait plusieurs calculs. Une guérison rapide et définitive suivit cette opération.

J'ai pu trouver jusqu'à cinq ou six cas d'abcès de l'ombilic survenus dans ces circonstances. Or, cette étiologie des abcès de l'ombilic est passée sous silence même dans les livres classiques les plus récents.

D'autres fois le liquide pour arriver à l'extérieur suit une route des plus compliquées et fort longue. Comment, par exemple, reconnaître dans une tumeur fluctuante de la fosse iliaque l'influence de calculs contenus dans la vésicule biliaire? Cependant cela est possible et l'observation en fait foi.

Macpherson rapporte le cas suivant (obs. VI). Une malade qui souffrait depuis quelque temps de douleurs hépatiques fut prise un jour de douleurs lombaires et ombilicales. Un peu plus tard, elle était prise de dysurie et bientôt apparaissait une tumeur fluctuante dans la fosse iliaque.

L'autopsie montra les faits suivants :

Un sinus se terminait, à l'extérieur, à l'ombilic et contenait une petite quantité de liquide de couleur verdâtre. Exploré à l'aide d'une sonde, celle-ci pénétra obliquement en bas et en dehors entre la paroi abdominale et le péritoine jusque près de la crête iliaque droite où le sinus s'élargissait en forme de sac. La direction du sinus change à partir de là, remonte le long du côlon ascendant jusqu'au bord inférieur du foie, suit le bord du lobe droit jusqu'à la fissure, est exactement appliqué en cet endroit contre la paroi externe de la vésicule biliaire, et communique finalement avec le canal cystique. Des adhérences solides et évidemment anciennes tapissaient le sinus dans toute sa longueur. La vésicule biliaire était vide, épaisse, fortement rectractée sur un calcul biliaire de forme ovale, du poids de 41 grammes. La cavité de la vésicule était entièrement remplie par le calcul. Le canal cholédoque était un peu rétréci à sa partie inférieure et entièrement fermé à certain moment, quand il était enflammé, de telle sorte que la bile au lieu de s'échapper par le canal naturel était forcée de chercher une issue par le sinus qui s'ouvrait extérieurement à l'ombilic.

Telle est notre première classe de complication, celle où le calcul biliaire étant enchâtonné dans le canal cystique ou dans la vésicule elle-même, cette vésicule est la seule partie de l'appareil hépatique qui ait à souffrir de sa présence.

Dans un deuxième groupe, nous avons placé des faits où le calcul étant situé soit dans le canal cholédoque, ou dans le canal hépatique, ce n'est pas dans l'appareil excréteur seulement que se produisent les désordres pathologiques mais aussi, par suite de la stase biliaire qui se fait ressentir jusque dans les racines des voies biliaires, et dans le foie lui-même.

Cette deuxième catégorie de faits, il faut se hâter de le dire, renferme un nombre de cas beaucoup plus restreint.

Les lésions du foie, dans ces conditions, sont de plusieurs sortes. Quelques-unes ne nous occuperont que fort peu ; ce sont celles qui rentrent dans le cadre des affections médicales. On sait aujourd'hui, grâce aux recherches expérimentales de M. Charcot, que la condition pathogénique la plus commune de la cirrhose hypertrophique consiste dans un obstacle à l'écoulement facile de la bile, dans une stase biliaire remontant jusque dans l'épaisseur du foie.

Cet état détermine une inflammation chronique des radicules biliaires autour des acini et jusque dans leur épaisseur. Cette [inflammation dépasse bientôt les parois des canalicules biliaires eux-mêmes, et gagne le tissu conjonctif environnant. Celui-ci prolifère, se multiplie dans chaque acinus et la cirrhose hypertrophique se trouve constituée.

A un autre degré le même mécanisme conduit à une lésion d'un aspect différent. Je veux parler de la dilatation généralisée de tous les canalicules biliaires dans l'épaisseur du foie, dilatation qui a pour effet de transformer cet organe en une masse spongieuse.

Frérich (1) donne de cet état pathologique la descrip-

(1) Frerichs. Maladies du foie, p. 793.

tion suivante : « Des gros troncs la dilatation s'étend plus tôt ou plus tard aux branches du canal hépatique, et peu à peu jusqu'aux dernières ramifications. Le parenchyme est alors traversé dans toutes les directions par de larges tubes lisses, ou présentant de nombreuses sinuosités ampullaires. »

La stase de la bile dans les voies biliaires supérieures, entraîne une autre conséquence facile à prévoir, c'est la formation de calculs dans l'épaisseur de foie. Berard aîné présentait en 1827, à la Société anatomique, un foie tellement rempli de calculs biliaires, qu'un instrument tranchant pouvait à peine pénétrer dans son épaisseur.

La dilatation excessive de quelques-unes des radicules biliaires peut être assez considérable pour former une tumeur liquide dont le diagnostic devient des plus difficiles.

On a vu dans les mêmes circonstances un abcès se former sous la convexité du foie, abcès qui dans la suite vint s'ouvrir sous la base du poumon droit, et fut enfin évacué par les bronches. (obs. IX et XII).

SYMPTOMATOLOGIE.

A nos deux classes de faits répondent deux cadres symptomatiques distincts.

Dans le premier cas, le plus ordinaire, celui où la cause de tous les désordres réside dans la présence de un ou plusieurs calculs dans la vésicule biliaire, les symptômes sont d'abord *cystiques*, et la maladie prend ensuite l'aspect d'un phlegmon situé sur un point variable de la paroi abdominale, du côté droit.

Dans le second cas au contraire, le vésicule biliaire est hors de cause, et les symptômes sont ceux d'une lésion du foie, avec ou sans retentissement pleuro-diaphragmatique ou pulmonaire.

I. — Dans le premier cas, après un ou plusieurs accès de coliques hépatiques, quelquefois en l'absence de ce prodrome, on observe d'abord tous les signes de la *tumeur biliaire.*

Au degré le plus léger au début, c'est une voussure de la région de la vésicule biliaire, voussure appréciable par la palpation dans l'espace compris entre les fausses côtes et le bord extérieur du muscle droit.

La forme de cette tumeur est arrondie, régulière, sphérique, quelquefois plus ou moins régulièrement pyriforme à base inférieure et à sommet supérieur.

Son volume varie depuis celui d'une mandarine, jusqu'à celui d'une tête de fœtus ou même d'adulte.

Quand cette tumeur est examinée pendant les périodes douloureuses, elle est ordinairement très tendue et offre une consistance qui pourrait la faire prendre pour une tumeur solide. Mais en dehors de ces circonstances elle devient plus souple et même franchement fluctuante.

Lorsque la vésicule biliaire n'a point contracté d'adhérences avec la paroi abdominale, elle est habituellement mobile, elle suit les mouvements respiratoires, et il est possible à l'aide de pressions modérées de les déplacer en différents sens.

Au contraire, lorsque elle est immobile, c'est signe qu'elle adhère à la paroi abdominale, ce signe, on le comprend, est de la plus haute importance clinique et pratique.

Le diagnostic de la tumeur biliaire ne présente pas d'ordinaire de grandes difficultés.

Cependant un cancer a été pris pour une tumeur biliaire. L'abcès du foie pourrait ainsi être confondu avec elle.

J.-L. Petit a donné les différences cliniques de ces deux états pathologiques : Il dit que « la tumeur de l'abcès diffère de la tumeur biliaire en ce qu'elle n'est point circonscrite ; elle paraît comprise dans l'enceinte des parties voisines, et, pour ainsi dire, confondue avec les téguments qui, pour l'ordinaire, sont œdématiés au lieu que la tumeur faite par le gonflement de la vésicule du fiel est exactement distincte et sans confusion, parce que il est rare qu'elle soit accompagnée d'œdème. Il indique en outre que la fluctuation est lente à venir dans l'abcès tandis qu'elle est précoce dans la tumeur biliaire. » Il ajoute enfin que « à quelque degré que soit portée la suppuration du foie, la circonférence en est toujours dure et gonflée, et, au contraire, la tumeur de la vésicule du fiel, lorsque l'inflammation a cessé, n'a pour l'ordinaire aucune dureté ni gonflement à la circonférence. »

Ajoutons enfin que pour compléter le diagnostic, on serait parfaitement autorisé à faire la ponction exploratrice.

Lorsqu'après un certain temps, une inflammation phlegmoneuse apparaît sur un point quelconque de l'enceinte abdominale du côté droit, soit au niveau même de la vésicule biliaire, soit au pourtour de l'ombilic, soit vers le flanc droit, les plus grandes probabilités sont en faveur de la nature biliaire de cette inflammation. Bientôt elle se perforera livrant passage à du pus mélangé de bile et de calculs.

Nous passons sous silence la fistule biliaire, nous étant déjà suffisamment étendu à son sujet, en traitant de l'anatomie pathologique. Ajoutons seulement que la nature du liquide que ces fistules fournissent, l'issue intermittente de calculs formés de cholestérine, ne peuvent laisser de doute sur la nature de l'affection.

II. — De la deuxième catégorie de faits, nous dirons peu de chose, l'affection hépatique déterminée dans ce cas par la lithiase biliaire, étant de sa nature incurable et inaccessible aux moyens chirurgicaux.

Nous devons toutefois relever un fait clinique relaté dans deux de nos observations (obs. IX et XII). Nous voulons parler de la persistance de phénomènes pleurétiques ou pulmonaires vers le côté droit de la base du thorax. Précédés d'accès de coliques hépatiques et des symptômes d'affection profonde du foie, ils nous semblent indiquer qu'une lésion secondaire, telle qu'un abcès par exemple, tend à se frayer une route vers la base du poumon droit.

TRAITEMENT

Nous ne dirons rien des médications internes, leur impuissance est depuis longtemps démontrée.

Parmi les moyens empruntés à la chirurgie, nous ne nous occuperons que d'un, un seul pouvant être efficace : l'extraction des calculs contenus dans la vésicule biliaire.

C'est dans ce cas une opération analogue à celle de la taille pour les calculs contenus dans la vessie.

Nous avons parlé de la première tentative de ce genre faite par Stalpart van der Viel en 1758, tentative faite sans méthode comme sans succès.

Après lui ce fut J.-L. Petit qui, le premier, eut l'idée et tenta une opération régulière faite dans le but d'extraire les calculs contenus dans la vésicule biliaire.

Lorsque des adhérences ont été contractées par la vésicule avec la paroi abdominale, que la tumeur rougit et menace de se perforer, l'incision simple suffit.

Il n'en est pas de même tant s'en faut, lorsque cette notion manque ou lorsque la vésicule biliaire vide, ratatinée est en communication permanente avec l'extérieur, au moyen d'une fistule.

On sait que quelques chirurgiens ont préféré, au lieu de pratiquer une voie directe, suivre la fistule et débrider sur son trajet. Nous avons déjà parlé d'une tentative de ce genre couronnée de succès.

La voie directe est de beaucoup préférable, et la méthode à suivre est celle indiquée par Récamier. Le moyen employé est un caustique et a pour effet non seulement de frayer une voie, par la formation d'une eschare, mais encore de déterminer la formation d'adhérences entre la paroi abdominale et la vésicule dans le cas où ces adhérences n'existeraient pas.

Plusieurs tentatives de ce genre ont été faites avec un plein succès (obs. I, II, XI. La dernière est due à M. Th. Anger et son observation a été communiquée à la Société clinique, dans la séance du mois de janvier 1879.

Le chemin étant ainsi frayé, il ne reste plus qu'à reconnaître et à extraire les calculs.

Une exploration délicate à l'aide d'un stylet de trousse ou d'une sonde de femme suffit à remplir la première indication.

Quant à l'extraction on peut la faire à l'aide de divers instruments, avec une pince à anneau, avec des tenettes. Au cas où le calcul aurait un volume tel qu'il serait difficile de l'extraire sans produire des délabrements, il ne faudrait pas hésiter à en faire le broiement, ainsi que cela a été pratiqué sur le malade de l'obs. X.

Obs. I. — *Calcul volumineux qui s'est frayé une voie par l'hypochondre droit, avec rupture de la vésicule et fistule biliaire consécutive;* par le Dr Santo Nobili.

Un paysan âgé de de 39 ans, entre à l'hôpital de Caravache pour une dyssenterie qui remontait déjà à six ans, mais qui s'était aggravée depuis un mois. Il était maigre et d'aspect cachectique; il éprouvait des douleurs fréquentes à l'épigastre, de la constriction vers les hypochondres de l'entéralgie avec ténesme. En outre, il lui était impossible de se courber en avant. En palpant la région abdominale, l'auteur sentit de la résistance dans la région du foie. Deux mois après, aux phénomènes précédents, s'était ajoutée une petite fièvre qui revenait chaque soir et une tuméfaction encore plus notable de la région hépatique. Supposant qu'il devait y avoir un corps étranger, l'auteur appliqua de la potasse caustique sur le point le plus saillant. L'incision de l'eschare donne issue à une grande quantité de matière blanche, inodore et par l'ouverture on sentit, avec le stylet, un corps dur que l'on prit d'abord pour une fausse côte. La plaie fut dilatée avec de l'éponge. Au cinquième jour, on distinguait à l'œil nu, au fond de la plaie, un corps noir qui remplissait la cavité de l'abcès et que par une seconde erreur on prit pour une côte sphacélée. Près d'un mois et demi après, on put extraire de la plaie un gros calcul biliaire piriforme, long de 8 pouces 1/2, de 8 lignes d'épaisseur, à pointe émoussée vers le bas, l'extrémité supérieure ou base, rugueuse à sa surface. Un stylet recourbé pénétrait ,dans toute sa longueur, dans un canal qui longeait la partie convexe du foie de bas en haut et d'avant en arrière; une bougie pénétrait de même dans une profondeur de 7 pouces. Tous les matins, les pièces du pansement étaient imprégnées de bile jaune, inodore, qui remplissait également l'ouverture, le soir, il n'y avait qu'un liquide séreux et en petite quantité. Les évacuations alvines étaient régulières, mais de couleur cendrée. Au moment où cette observation a été publiée, le malade se promenait dans les salles de l'hôpital et se trouvait très bien sous tous les rapports. (Arch. gén., 1847, p. 382.)

Obs. II. — *Tumeur biliaire. Opérations par la potasse caustique.* (Dr Fretin.)

Redon, 46 ans, soldat, entre à l'hôpital de Sidi-bel-Abès, le 24 décembre 1847. Il avait cessé depuis deux mois son service.

Une tumeur de nature douteuse était située au niveau de l'avant dernière fausse côte droite, à la limite de la portion cartilagineuse. Cette tumeur datant de trois semaines était douloureuse, fluctuante, du volume apparent d'un gros œuf de poule. La peau qui garde sa couleur normale paraît amincie sur ce point.

Le malade avait eu des symptômes très graves; deux fois la douleur et l'anxiété avaient été telles qu'il avait, dit-il, cherché à se débarrasser de la vie. Les sangsues avaient été antérieurement appliquées sur la tumeur qu'on prenait pour un abcès du foie; les purgatifs répétés n'avaient pas eu plus de succès.

A son entrée, outre les phénomènes précédents, soif vive, perte totale d'appétit, bouche sèche, langue jaune, teinte ictérique, douleur lancinante provoquée par chaque mouvement, constipation opiniâtre. On prescrit la diète, des cataplasmes qui le soulagent et de l'opium.

Du 15 au 17. Même état.

Le 18. Application sur la partie la plus saillante d'un fragment de potasse caustique.

Le 21. L'eschare tombée, on continue les cataplasmes.

Le 22 Pendant la nuit, Redon est pris d'une quinte de toux assez violente, il a senti, dit-il, quelque chose se rompre, et aussitôt la tension de l'hypochondre droit a cessé. Les pièces de l'appareil sont imbibées d'un liquide filant verdâtre. L'examen du liquide montre que l'on avait affaire à une distension de la vésicule. On prescrit le repos absolu en abandonnant le malade à la nature.

Le lendemain 23, on chercha à pénétrer dans la cavité, à l'aide d'un petit stylet boutonné, on sent, à quelques lignes, un corps dur, qui est amené au dehors, avec une pince à disséquer; c'était un calcul biliaire de la grosseur d'un haricot, formé de cholestérine et de matière colorante. En pénétrant plus profondément on est arrêté par la présence d'un autre corps également dur et résistant, qu'on renonce à extirper, crainte de fatiguer outre mesure le malade.

Le jour suivant, l'ouverture est dilatée par un morceau d'éponge préparée, et on extrait 8 calculs, dont le plus gros atteignait le volume d'une noisette.

Le 27. Un dernier calcul est encore enlevé; le malade se sent mieux et prend quelques aliments.

Deux mois plus tard, il restait une plaie fistuleuse par laquelle suintait une très petite quantité de bile décolorée. La santé paraissait revenue malgré la persistance de la maigreur. (Th. de Paris, 1853, t. IV, p. 86.)

Obs. III. — *Calculs biliaires; perforation de la vésicule; abcès et ulcère fistuleux qui donne issue à plusieurs calculs.* (A. Duplay.)

Le nommé G..., âgé de 48 ans, tailleur, se présente le 5 novembre, à la consultation gratuite de la Charité. Cet homme avait eu la petite vérole à 7 ans. Depuis, il avait contracté, il y a environ trente ans, une gonorrhée et un bubon qui avaient disparu sous l'influence d'un traitement assez complet. Deux ans après, des douleurs s'étaient montrées dans les membres. Leurs caractères les ayant fait regarder comme liées à son affection vénérienne, le malade avait suivi un deuxième traitement. Depuis lors, il n'avait plus éprouvé aucun accident de ce genre, et il avait joui d'une parfaite santé. Il y a quinze mois environ qu'il ressentit des douleurs continuelles dans le côté droit, au-dessous du rebord des fausses côtes. L'appétit se perdit, mais il n'y eut pas de nausées ni de vomissements. Il survint de la diarrhée à plusieurs reprises. Jamais on ne remarque une constipation opiniâtre, et jamais ce malade ne présente d'ictère. Vers le mois de février 1832, les douleurs devinrent plus aiguës; une tumeur se manifesta au-dessous du rebord des fausses côtes. La pression était insupportable, la toux, les efforts, répondaient douloureu sement vers ce point. Cette tumeur, d'abord dure, se ramollit au bout de huit à dix jours. Le sommet de la tumeur fut recouvert d'un morceau de K^2O caustique qui donna lieu a une eschare dont la chute livre passage à une quantité considérable de pus rougeâtre. L'écoulement de la matière purulente continue, mais sans apporter beaucoup de soulagement au malade; les douleurs étaient presque aussi suivies que les jours précédents.

Pendant tout ce temps, la plaie continue toujours à livrer passage à du pus de bonne nature, sans coloration particulière. Le malade avait des nausées, mais sans vomissements, le ventre était libre comme à l'ordinaire, l'appétit était nul. Les douleurs étaient vives dans le côté et de plus, une douleur bien sensible qui siégeait à l'épaule droite, depuis le commencement de la maladie, avait acquis encore plus d'intensité qu'elle n'en avait eu jusqu'alors. Pendant cinq mois, le malade reste dans cet état, et il ne se présente à nous que le 4 novembre 1832.

Depuis quelques jours, tous les symptômes avaient augmenté. Les douleurs du côté droit, la douleur de l'épaule était bien plus intenses que les jours précédents. La veille, il avait senti dans le fond de la plaie qui versait la suppuration un corps dur dont les aspérités piquaient les parties molles; une personne entièrement étrangère à l'art avait arraché avec des ciseaux le corps étranger qui blessait les tissus, et croyait ainsi que le malade avait extrait un morceau d'os. L'extraction de ce corps étranger avait été suivie de l'écoulement d'un liquide séro-sanguinolent et d'un soulagement assez marqué. Cependant de nouvelles douleurs se manifestèrent au fond du trajet fistuleux ; la même sensation de picotement se fit sentir et le malade vint à la consultation gratuite de la Charité.

Le corps étranger, extrait la veille, était un calcul biliaire du volume d'un pois. Il existait au rebord des fausses côtes droites, à 3 poucees environ en dehors de la ligne blanche une plaie de 10 lignes de diamètre, irrégulièrement arrondie, qui versait un pus séreux assez abondant; cette plaie était d'un rouge vermeil. En introduisant un stylet on pénétrait dans un trajet fistuleux qui se dirigeait d'avant en arrière et un peu de bas en haut.

Le stylet fut bientôt arrêté par un corps étranger dur, et auquel on imprimait facilement des mouvements. Une pince à anneaux introduite immédiatement après, peut facilement en extraire un second calcul de même volume que le premier et qui présentait tous les caractères des calculs biliaires. Du reste, l'état du malade paraissait bien; il était amaigri, mais l'appétit était encore assez bon. Les selles étaient naturelles. Il n'y avait ni constipation ni décoloration des matières fécales. Quant à la fistule, elle ne versait que du pus légèrement sanguinolent et ne laissait point échapper de bile.

Le malade se présente depuis plusieurs fois à la consultation. Le 3 décembre, nous le vîmes pou la dernière fois; dix calculs étaient sortis par la fistule et ce jour on put en extraire un onzième, fortement allongé et en forme de cylindre.

L'état général était meilleur.

Le facies était moins pâle et le malade avait repris un peu d'embonpoint. (Arch. gén., 1833, p. 381.)

Obs. IV. — *Calculs biliaires. Rupture de la vésicule. Epanchement de bile dans l'abdomen. Péritonite suraiguë. Mort.*

Un homme de 77 ans éprouvait depuis quelque temps des douleurs vagues vers l'hypochondre droit.

Un jour, il est pris subitement de vomissements répétés, son visage devient anxieux, la langue est sèche, le pouls fort et fréquent. Les jours suivants, les symptômes s'accentuent, s'aggravent et il meurt au bout de trois jours.

Autopsie. — Trente heures après la mort.

L'habitus extérieur du cadavre n'offre rien de remarquable.

Cerveau. Rien.

Thorax. Base du poumon gauche un peu engouée.

Cœur. Hypertrophie concentrique du ventricule gauche.

Incrustation osseuse du bord libre de l'orifice aortique.

Abdomen. Adhérences nombreuses et récentes dans les circonvolutions intestinales. Surface péritonéale du côté fortement injectée et colorée en jaune.

Vésicule. Adhérences de la face concave du foie avec le côlon transverse auquel adhère aussi la vésicule ; près du col de la vésicule, petite ouverture pouvant recevoir l'extrémité d'une sonde de femme. Le conduit cholédoque à son origine est obturé par un calcul cylindrique de 1|2 pouce de long et de 4 lignes de diamètre. Il y a trois ou quatre autres calculs dans la vésicule. Sa surface interne est ramollie.

Foie. Recouvert en partie de fausses membranes. Le tissu est normal.

Canaux biliaires et conduit hépatique libres. La bile arrivait à la vésicule, mais ne s'écoulait pas par le cholédoque.

Rien de particulier dans les autres organes du ventre à part les fausses membranes qui les recouvrent et les lient généralement à leur surface. (Arch. gén., 1833.)

Obs. V. — *Tumeur biliaire. Ouverture spontanée au niveau du bas-fond de la vésicule biliaire.* (Baffos.)

M. Baffos entretient l'Académie d'un fait intéressant transmis par M. Grandclaude.

Une femme âgée de 81 ans, mère de douze enfants, livrée habituellement à des travaux pénibles et qui fut affectée de typhus en 1815, éprouva à la suite de la disette de 1816 des douleurs vives dans l'estomac et l'hypochondre droit.

La région du foie augmenta et la malade fut obligée de s'aliter. On applique des cataplasmes et l'hypochondre s'ouvre. Il s'écoule du pus et une pierre évaluée par la malade au volume d'un petit œuf de poule. La plaie resta fistuleuse et il s'écoula de la bile jusqu'en 1821, où elle se ferma. Une nouvelle tumeur se forma au-dessus de la cicatrice. Des applications émollientes favorisent l'ouverture de ce nouvel abcès qui livre passage à une nouvelle concrétion.

La plaie reste fistuleuse jusqu'au 29 novembre 1827, jour où M. Grandclaude fut appelé, il constata la présence d'un calcul dans le trajet fistuleux, par la sonde il dilata la plaie à l'aide de morceaux d'éponge préparée, et le 2 octobre, il put extraire avec une pince un calcul cubique grisâtre du poids de 34 grammes. La plaie est restée fistuleuse depuis cette époque.

M. Ribes fait remarquer l'analogie qui existe entre cette observation et celle d'Ignace de Loyola, rapportée par Colombus. La différence consiste en ce que dans celle-ci les calculs se dirigèrent vers l'intérieur au lieu de se frayer un passage au dehors et qu'à l'ouverture du corps on trouva qu'ils avaient pénétré dans le confluent de la veine porte. (Arch. gén., t. XIX, p. 459.)

Obs VI. — *Tumeur biliaire. Le liquide contenu dans la vésicule se fraye une route le long du côlon ascendant, parvient dans la fosse iliaque droite et vient enfin sortir au niveau de l'ombilic.* (Dr Mac Pherson).

E. M.G..., âgée de 59 ans, mourut après avoir souffert de son infirmité pendant 30 ans. Pendant sa longue maladie elle a été soignée sans amélioration réelle par beaucoup de médecins anglais et américains. La malade avait des exacerbations périodiques pendant lesquelles la douleur était presque intolérable, lui arrachait des cris, la privait de sommeil et lui enlevait toute tranquillité physique et morale pendant plusieurs jours; dans l'intervalle, c'est-à-dire pendant des semaines, elle était comparativement bien et ne souffrait presque pas. Les longs paroxysmes de douleur étaient toujours accompagnés de la formation d'une large tumeur aplatie qui s'étendait de l'ombilic à la région lombaire à droite. Après l'espace de quelques jours la tumeur augmentait encore et une matière d'un jaune verdâtre était rendue par l'ombilic. L'écoulement augmentait pendant quelques jours, puis diminuait graduellement. L'apparition de l'écoulement coïncidait toujours avec une diminution de la douleur et améliorait son état.

Je fus appelé à la visiter pour la première fois le 1er mars 1868, et la trouvai souffrant beaucoup de douleurs abdominales. Après avoir entendu l'histoire de la maladie et fait quelques questions sur son état présent, je lui prescrivis les remèdes internes et externes les plus indiqués. Elle en obtint du soulagement et put marcher. Quelques jours après l'écoulement s'était rétabli par *l'ombilic*. Plus tard, je la vis souvent dans des conditions pareilles, et toujours pendant un ou deux jours il y avait du mieux après un écoulement abondant par l'ombilic. L'état ne varie pas jusqu'en mai 1868, où de nouveaux symptomes apparurent. C'était un besoin urgent et répété d'uriner, accompagné de douleurs continuelles de la vessie, la miction était précédée et suivie de douleurs lancinantes et violentes tout le long de l'urèthre. L'urèthre était en même temps très tuméfié et excessivement sensible au toucher, de façon qu'on pouvait à peine en faire l'examen et qu'aucun topique n'était supporté. Le moindre mouvement était intolérable et elle était obligée de garder pendant des mois la même position, c'est-à-dire le décubitus dorsal avec les épaules fortement soutenues et les jambes fléchies.

Après quelques mois, les douleurs pelviennes diminuèrent et la santé s'améliora un peu; la miction continua néanmoins à être fort douloureuse et fréquente jusqu'à la mort.

Dans l'année qui précéda sa mort je la visitai de temps à autre; je la trouvai habituellement moins souffrante qu'auparavant, mais de plus en plus faible et amaigrie.

La mort arriva le 3 novembre 1869.

Autopsie.— 15 heures après la mort corps très émacié, jambe droite œdémateuse, peau de couleur naturelle. Un sinus se terminant à l'extérieur à l'ombilic et contenant une petite quantité de matière jaune verdâtre est exploré à l'aide d'une sonde qui pénètre obliquement en bas et en dehors, entre la paroi abdominale et le péritoine, jusque près de la crête iliaque droite, où le sinus s'élargit et prend la forme d'un sac. La direction du sinus change à partir de là, remonte le long du côlon ascendant jusqu'au bord inférieur du foie, suit le bord du lobe droit jusqu'à la fissure, est exactement appliqué en cet endroit contre la paroi externe de la vésicule, biliaire, et communique finalement avec le canal cystique. Des adhérences solides et évidemment anciennes ferment le sinus dans toute sa longueur.

Vésicule biliaire très épaisse, vide, fortement rétractée sur un calcul biliaire d'une forme ovale, mesurant 3[4 de pouce sur 5[8 de large, grande circonférence de 2 pouces 1[4, petite circonférence, 2 pouces, poids 40 grains. La cavité de la vésicule est entièrement remplie par le calcul.

Le canal cholédoque est un peu rétréci dans sa partie supérieure et entièrement fermé à certain moment, quand il était enflammé, de telle sorte que la bile,au lieu de s'échapper par le canal naturel et le duodénum,était forcée de chercher une issue par le sinus qui se terminait extérieurement à l'ombilic; foie comparativement sain,il sécrétait sans aucun doute de la bile, qui ne pouvant entrer dans la vésicule, ni s'échapper dans l'intestin, refluait dans le canal cystique et hépatique et de là s'échappait par le sinus.

Poumon sain en apparence, excepté le lobe inférieur du poumon droit qui était hépatisé.

Canal alimentaire sain aussi loin qu'on a pu l'examiner.

Vessie. La face externe parait avoir été le siège d'une violente inflammation. La muqueuse n'a pas été examinée.

Utérus et ovaire sains.

Le *rein* droit contenait dans son intérieur un liquide laiteux, épais, avec une grande quantité de triphosphate de chaux.

Le tissu du rein gauche était entièrement détruit, il n'en restait plus qu'un mince kyste renfermant une petite quantité de sérum. (*The American Journal*, avril 1871, p. 409.

Obs. VII. — *Tumeur biliaire, opération par incision simple, pansement antiseptique, mort.* (Dr Sims.)

Il s'agit d'une opération faite par le Dr Sims sur une malade qui portait une tumeur biliaire, dans le voisinage de l'ombilic. Elle avait déjà eu plusieurs attaques d'ictère et de coliques hépatiques et on l'avait traitée médicalement de toutes les façons sans obtenir aucun bon résultat. Ce n'est que lorsque la tumeur fit saillie au dehors et que les accidents parurent s'aggraver que le Dr Sims fut appelé. Il reconnut la fluctuation dans cette tumeur, vit qu'elle était en relation avec le foie, mais il hésitait entre une hydropisie de la vésicule ou une tumeur hydatique. On fit une ponction aspiratrice. Il s'écoula trente onces de liquide brunâtre qui ne donna au microscope ni traces de bile ni d'hydatide. La malade alla mieux, mais la tumeur se remplit de nouveau, les accidents reparurent (douleurs aiguës, vomissements, etc.) et le Dr Sims, appelé 15 jours après la ponction, décida l'opération en présence de l'état dangereux de la malade.

Elle devait consister dans l'ouverture de la tumeur, dans son évacuation, et si elle était réellement biliaire, on devait fixer ses bords à ceux de l'abdomen, pour éviter par une fistule permanente que la tumeur ne se formât de nouveau.

Nous y étions encouragés, dit Sims, par trois raisons :

La 1re, c'est qu'après la ponction nous avions eu déjà une sédation manifeste.

La 2e, parce que cette opération est l'imitation de ce que fait la nature, dans le cas de guérison spontanée.

La 3e, parce qu'il y avait danger de mort imminent sans notre intervention chirurgicale.

Suivent les détails de l'opération.

Le docteur Hayden donne l'éther et les docteurs Bremont et Pratt assistent l'opérateur Marion Sims à Paris.

L'opération fut faite avec toutes les précautions antiseptiques. On se servit d'un pulvérisateur à l'acide phénique, dont on lava les mains, les éponges et les instruments. 24 minutes ont été nécessaires pour mettre la malade sous l'influence de l'éther. Une incision de 3 pouces en longueur, parallèlement à la ligne blanche, fut faite sur la partie la plus proéminente de la tumeur à 3 pouces à droite de l'ombilic, 1 pouce au-dessus et 2 pouces au-dessous. Le péritoine fut bientôt mis à découvert, mais on ne l'ouvrit qu'après avoir fermé les vaisseaux qui donnaient du sang avec 6 pinces hémostatiques de chaque côté. Quand le péritoine fut ouvert, plusieurs onces d'un liquide roussâtre s'épanchèrent. Je me demandai si cette couleur était due à la rupture des adhérences récentes entre la tumeur et le péritoine ou à une osmose à travers le péritoine.

Mais je m'assurai qu'elle était due à cette dernière cause, parce que je ne constatai ni à la vue ni au toucher aucune adhérence. Un trocart Dieulafoy, du plus grand diamètre, fut introduit dans la tumeur et vingt-quatre onces de liquide brunâtre furent retirées, liquide que je supposai être de la bile. Aussitôt la tumeur cystique vidée, on attira, au dehors, ses bord avec des érignes et on les étala sur les parois du ventre. Ainsi maintenu, le doigt fut introduit dans la cavité péritonéale, on circonscrivit la tumeur à l'intérieur et à l'extérieur et on s'aperçut, par ses adhérences avec le foie, que c'était la *vésicule biliaire*.

Les docteurs Bremont et Pratt et moi-même, nous nous assurâmes que c'était réellement la vésicule biliaire. Cette multiple investigation n'aurait jamais été justifiée et eût été dangereuse sans les précautions antiseptiques prises d'avance. On incisa alors la vésicule avec des ciseaux, sur une étendue de deux pouces environ, on la nettoya exactement avec des éponges montées sur des pinces introduites jusqu'au fond de la tumeur dont la profondeur, mesurée d'avance, donna huit pouces environ. On retira avec les éponges deux onces de liquide brunâtre plus épais que le précédent et contenant plus de mucus. On retira tout d'abord une demi-douzaine au plus de calculs biliaires, et plus tard, en raclant bien les parois, on en amena jusqu'a soixante.

Après avoir vidé la vésicule, il ne restait plus qu'à fixer les bords de l'ouverture à l'angle supérieur de l'incision abdominale pour ménager une fistule. Comme j'avais fortement attiré les parois de la tumeur en dehors, j'excisai la partie étalée sur le ventre, et j'eus tort. Ces parois étaient très épaisses ; elles donnèrent tellement de sang qu'il fallut recourir aux pinces hémostatiques; l'ouverture de la tumeur fut fixée à l'angle supérieur de l'incision abdominale par huit sutures de fine soie phéniquée. Une fois la suture terminée, nous avons maintenu quelques instants de petites éponges phéniquées dans le péritoine jusqu'à ce que nous ayons acquis la certitude qu'il ne s'écoulait pas de sang par les trous de suture. On ferma la partie inférieure de l'incision abdominale, en y comprenant le péritoine, avec des sutures de soie semblables à l'autre, on recouvrit la plaie de ouate imbibée d'huile phéniquée, au-dessus on appliqua une grande épaisseur de ouate qu'on fixa avec des bandelettes de diachylon et par-dessus un bandage de flanelle. On ne mit pas de drains.

L'opération a duré une heure seize minutes, non compris le temps de l'éthérisation.

La malade se réveilla de l'anesthésie une demi-heure environ après l'opération. Elle n'eut qu'un vomissement dans l'après-midi, elle dormit, et la nuit également.

Le 24. L'état s'aggrave. Il s'écoule du sang par les bords de la tumeur. On fait un pansement hémostatique au perchlorure et à l'ergotine (injection).

Ces hémorrhagies se renouvelèrent et se présentèrent aux gencives et à la langue.

Le 26. Il y eut des vomissements noirs comme dans la fièvre jaune.

Cet état va empirant et elle meurt le 26 au soir.

L'autopsie fut faite. Elle ne révéla rien de particulier, ni traces de péritonite ni d'inflammation quelconque. Sims en conclut à l'innocuité de l'intervention chirurgicale.

Ces hémorrhagies sont dues à l'action dissolvante des acides de la bile sur les globules sanguins. (British medical Journal, 1878.)

Obs. VIII. — *Issue de calculs biliaires par un abcès au-dessus de l'ombilic.*

Le Dr Alli, de Brünn, rapporte une observation d'une femme de 46 ans qui, ayant toujours possédé une bonne santé jusqu'en 1828, eut à cette époque, sans cause connue, une fièvre nerveuse ; en 1829, une métrorrhagie qui persista pendant un mois l'affaiblit considérablement; en 1830, à la suite d'un travail forcé et longtemps prolongé, elle commença à éprouver dans l'hypochondre droit des douleurs qu'elle ne combattit par aucun traitement jusqu'au printemps de 1831, époque à laquelle une tumeur se forma sous les fausses côtes du même côté. Ces symptômes persistent sans subir de modification importante jusqu'en 1834. La tumeur avait diminué par l'emploi des fondants sans toutefois disparaître complètement, et les douleurs s'étaient étendues jusque vers le foie. La malade fut alors envoyée aux eaux de Baden; mais ayant éprouvé en route une douleur très violente dans l'hypochondre droit, de la céphalalgie et des nausées, elle prit une médecine composée de rhubarbe et d'un purgatif salin qui détermina vingt-quatre vomissements de matières amères et verdâtres et trente-deux évacuations alvines. Vers la fin du mois de juillet, la peau s'enflamma près de l'ombilic et l'application de cataplasmes détermina l'ouverture d'un abcès duquel il s'écoula une quantité considérable de pus. L'ouverture resta fistuleuse, les bords étaient durs, douloureux, enflammés; les douleurs continuaient à se faire sentir le 24 octobre. La malade éprouva tout à coup une sensation extraordinaire : il lui sembla qu'un corps étranger se brisait dans la cavité de son abcès et, le 27, en ayant aperçu un qui se présentait à l'ouverture, elle retira non sans peine une pierre du volume d'un œuf de pigeon, qui fut reconnue être un calcul biliaire. L'état général de la malade était grave et présentait un amaigrissement prononcé, une fièvre continue avec exacerbation le soir, des sueurs nocturnes, de la constipation, des urines épaisses et glaireuses, la fistule n'avait que les dimensions d'une lentille; en y introduisant un stylet, on rencontrait à la profondeur d'un pouce un corps dur et immobile. Cette ouverture fut agrandie au moyen de l'éponge préparée. Le 25 novembre, le calcul devint mobile; le chirurgien en s'efforçant de le saisir avec des pinces le brisa et retira quatre gros fragments et quelques petits. Après cette extraction la santé de la malade s'améliora et les douleurs devinrent moins vives. Cependant la fistule ne se cicatrisait pas. En mai 1835, un quatrième calcul fut retiré, quinze jours après l'ouverture était entièrement fermée et, un mois après, la malade complètement rétablie. En rapprochant les fragments qui avaient été extraits, on voyait manifestement qu'ils appartenaient à un seul calcul; (Dr Alli, de Brünn, Œsterr. med. Jahrh. Bd. XII, Heft I, reproduite in Arch. de méd., 1839, p. 235.)

Obs. IX. — *Calculs biliaires. — Abcès du foie. — Ouverture dans les bronches.*

Le nommé X..., âgé de 70 ans, ancien sous-officier de l'empire, homme d'une forte constitution, tomba malade dans le courant du mois de novembre 1849. Depuis quelque temps déjà, il se plaignait de douleurs vagues et irrégulières à la base de la poitrine, lorsqu'il fut pris de fièvre, de dyspnée, de toux, de douleur vive dans la région thoracique droite. On diagnostiqua une pneumonie de la base. La maladie ne suivit pas une marche régulière, et, au lieu de se terminer par résolution, passa à l'état chronique. Il y eut une expectoration abondante de crachats purulents qui firent croire à un abcès purulent du poumon, mais les crachats prirent bientôt d'autres caractères : ils devinrent bruns, verts, puis tout à fait bilieux : en même temps, la quantité de liquide expectoré s'accrut sensiblement, les quintes de toux amenaient des flots de bile. L'auscultation faisait percevoir à la base du poumon tous les signes d'une caverne. Le malade s'affaiblit de plus en plus et succomba dans les premiers jours du mois d'avril 1850.

A l'autopsie, le cadavre était d'une maigreur extrême, le foie n'était pas augmenté de volume, un petit abcès gros comme un dé à coudre occupait son bord inférieur. Le péritoine présentait dans la région du foie des brides celluleuses anciennes ; la vésicule était fixée au diaphragme par toute l'étendue de son fond, elle était plus volumineuse qu'à l'état normal, ses parois étaient épaissies. Lorsqu'on l'eut incisée, on reconnut qu'elle communiquait par une ouverture arrondie avec la cavité thoracique. Le poumon droit avait sa base complètement adhérente au diaphragme ; ses deux lobes supérieurs étaient sains ; dans le lobe inférieur, était un abcès anfractueux, à parois indurées, qui communiquait inférieurement avec la vésicule et dont le sommet se continuait même avec une grosse bronche par une ouverture très distincte.

Dans l'intérieur du cloaque formé par la vésicule et cette cavité, on trouve des calculs nombreux, les uns dans la vésicule, les autres dans le poumon, qui baignaient dans un mélange formé de bile et de pus. Enfin, à la partie la plus déclive, était une espèce de boue formée par des graviers très nombreux et très fins qui auraient bien pu remplir une cuillère à café. Les canaux biliaires étaient parfaiment intacts. (Mandar, thèse Bourgeois, 1858, Paris.)

Obs. X. — *Abcès fistuleux du foie communiquant avec la vésicule biliaire ; dilatation du conduit fistuleux ; extraction de seize calculs biliaires ; guérison* (par le docteur Levacher).

Une dame âgée de 23 ans, paraissant au premier abord jouir d'une santé parfaite, fit appeler l'auteur au mois d'août 1838. Trois ans auparavant elle avait éprouvé, à la suite d'un coup violent sur le côté droit, d'abord une douleur continue, accompagnée de frissons, de fièvre, puis des élancements; puis enfin, après plus d'un mois de souffrance, un abcès qui s'était ouvert naturellement, et que le médecin du lieu avait pensé être un abcès du foie. La guérison de cet abcès avait été fort longue et, pendant plus de deux mois, il s'était établi un suintement purulent; la malade ajoutait que depuis deux ou trois mois elle avait éprouvé de nouvelles douleurs lancinantes dans le côté droit, avec quelques accès de fièvre, et qu'à la suite de cette rechute, bien moins douloureuse que les accidents antérieurs, elle s'était aperçue d'un petit abcès situé au-dessous de la première cicatrice, qui n'avait pas tardé à s'ouvrir et à laisser suinter un pus clair.

M. Levacher découvrit, près de la ligne blanche du côté droit, à 3 travers de doigt au-dessous de l'ombilic, un point fistuleux et, à deux travers de doigt au-dessus et à droite de l'ombilic, une cicatrice profonde et étoilée, cicatrice qui par sa distance du foie semblait annoncer que l'abcès ancien avait lui-même fusé et s'était fait jour au dehors par un trajet qui avait affecté également un caractère fistuleux. L'embonpoint considérable du ventre ne permettait pas un examen rigoureux du foie, cependant cet organe paraissait au toucher assez sensiblement hypertrophié. Selles et urines naturelles, pas de fièvre, toutes les fonctions en bon état. Une sonde cannelée engagée dans le trajet fistuleux suivit sans obstacle une ligne transversale droite et s'arrêta à 4 pouces de profondeur. L'auteur débrida immédiatement sur la sonde et porta son débridement jusqu'un peu au delà du point d'arrêt. Au bout de quelques jours le conduit fistuleux existait encore et la sonde pénétra de bas en haut, en côtoyant l'ancienne cicatrice. Là, on découvrit quelques sinuosités que l'on détruisit successivement. Dès lors, l'instrument, après un ou deux pouces de trajet, s'enfonça librement et s'engagea dans la direction de la partie supérieure du foie, vers l'épigastre. On percevait par le bout de la sonde, une crépitation assez manifeste, comme si elle eût touché plutôt à un fond crayeux qu'à un calcul résistant.

L'auteur essaya de dilater graduellement le conduit fistuleux à l'aide d'éponges ficelées et gommées, et parvint, non sans peine, à obtenir une dilatation; la sonde donnait distinctement le son d'un calcul.

Quelques jours après, en retirant l'éponge, il s'échappa un calcul biliaire, noirâtre, à facettes et du volume d'à peu près un pois, puis un flot de bile verte, puis deux autres calculs de la même dimension. Cependant au centre et au bout du conduit on ne sentait rien avec la sonde; tandis que, à droite et à gauche, on percevait bien évidemment un corps calculeux résistant et d'un volume beaucoup plus étendu que celui du petit calcul qui venait d'être rendu. Décidé à porter la dilatation au double, l'auteur employa des cordes à boyau du volume du petit doigt, de l'annulaire et de l'indicateur. A chaque pansement il s'écoulait un peu de bile, et il se présentait un, deux, trois ou quatre petits calculs. Cinq ou six jours après l'emploi des sondes à boyau, la dilatation était telle qu'on y eût pu loger le pouce. A cette époque, la malade avait rendu quatorze petits calculs. Quelques jours après, en passant la sonde, on sentit dans le fond du trajet un calcul d'une forte dimension. Ce calcul s'avança graduellement jusqu'au collet du conduit fistuleux, mais la résistance du collet fut telle qu'il fut impossible d'extraire le calcul.

Alors l'auteur le divisa en trois ou quatre fragments qu'il ramena successivement, à l'aide d'une pince droite plus petite; en réunissant ces fragments, on formait un calcul de la grosseur et de la forme d'un œuf de pigeon, d'une couleur jaune brunâtre et composé de cholestérine cristallisée, de couleur jaune.

La sonde ne laissait plus sentir de calcul du côté gauche; mais on trouvait encore un son calculeux de plus en plus manifeste du côté droit. Trois ou quatre jours après la sortie de ce dernier calcul, il s'en présenta un second qui se comporta à peu près de la même manière et qui fut également brisé en plusieurs fragments, lesquels réunis offraient une forme et un volume à peu de chose près semblables à ceux du précédent.

A partir de ce moment, la malade éprouva un bien-être indéfinissable et un soulagement complet. Cependant on continua la même dilatation pendant quinze jours. Après trois mois, la cicatrisation et la guérison étaient complètes.

Depuis six ans, cette dame n'a jamais cessé de jouir de la santé la plus parfaite. (*Journal de chirurgie*, mai 1846.)

Obs. XI — *Tumeur biliaire formée dans les canaux hépatiques.* (Docteur Bressy, thèse de Strasbourg, 1867.)

Caroline B..., âgée de 20 ans, lymphatique, entre à la clinique syphilitique, salle 63., n° 4, le 14 septembre 1866. Elle a été envoyée à l'hôpital pour ulcération à la vulve et adénite inguinale à droite. Comme maladies antérieures elle n'a eu que des ulcérations à la vulve et une adénite inguinale qui l'ont forcée à faire un séjour d'un an à l'hôpital de Mulhouse.

Du 14 septembre au 4 octobre, pansement au sulfate de cuivre et iodure potassique à l'intérieur.

Le 4 octobre le bubon suppure.

Le 10 novembre, douleur dans l'hypochondre droit, vomissements verdâtres, constipation.

La malade n'avait jamais eu de symptômes analogues.

Le 15. Sclérotiques jaunes, teinte subictérique généralisée, constipation, urines bilieuses. Huile de ricin 40 grammes

Le 17. Selles décolorées. Sulfate de soude 30 grammes.

Le 18. Pas de selles, vomissements, douleurs en ceinture, dans les deux hypochondres et la région épigastrique, foie douloureux à la pression, dépassant les fausses côtes d'un travers de doigt; abdomen volumineux, tympanitique. 0 gr. 10 de colomel n° 4.

Le 19. M. le professeur Michel prend le service. Le diagnostic porté jusqu'ici a été : rétention biliaire due à une obstruction des voies biliaires par un ou plusieurs calculs. Le pronostic semble favorable. Trois pilules de 0 gr. 01 c. d'extr. de belladone. Lav. avec de l'huile de ricin 40 grammes. Le soir les pupilles sont dilatées, le pouls est toujours petit et fréquent, sa température n'a jamais été élevée; pas de selles depuis le 16. Lav. avec 12 grammes de foll. de séné.

Le 21. Lat. avec huile de ricin 40 grammes et huile de croton tiglium 1 goutte, 3 pilules belladonées.

Dans la nuit une selle un peu colorée, l'ictère diminue, les vomissements sont moins fréquents, subdélire.

Les 22 et 23. Eaux de soultzmatt belladone 0 gr. 04, calomel, 0 gramme 15.

Pendant ce temps le bubon est devenu grangréneux; cette complication est probablement sous la dépendance du marasme amené par l'affection du foie. Le jour suivant l'ictère a diminué, la malade a eu quelques selles décolorées, mais elle est toujours souffrante et s'affaiblit de jour en jour.

Le 20. On cesse la belladone.

Le 1er décembre. Friction sur la région hépatique avec de l'huile de camomille chloroformée.

Les 3 et 4. Vin de quinquina 30 grammes.

Le 5. Grand vésicatoire sur l'hypochondre droit; lav. avec huile de ricin 40 grammes, eau de laurier cerise 40 grammes.

Le 14. M. le professeur Michel examine la femme avec baucoup d'attention; le foie dépasse les fausses côtes d'un doigt, abdomen peu volumineux, hypochondres et épigastre douloureux à la pression, épigastre soulevé se laissant difficilement déprimer; sur la ligne médiane un espace de 0,06 centimètres carrés, placé au-dessous du bord libre du foie, qu'on sent assez distinctement, est mat, les tissus empâtés; en palpant à cet endroit on sent une tumeur hémisphérique, semblant se confondre avec le foie, on peut faire glisser sur elle la paroi abdominale, elle paraît molle, donne une sensation assez vague de fluctuation; on ne sent un peu de fluctuation qu'en mettant un index un peu au-dessus de l'ombilic, l'autre au-dessous de l'appendice xyphoïde. On porte le diagnostic de tumeur biliaire du foie surtout développée dans le lobe gauche.

Le 12. La femme s'affaiblit de plus en plus et dans cet état désespéré M. le professeur Michel se décide à vider cette tumeur. La malade est chloroformée; au-dessus de l'appendice xyphoïde incision de 7 centimètres environ parallèle à la ligne médiane à 2 cent. à droite de cette ligne. Dissection couche par couche de la peau, du tissu cellulaire sous-cutané, de la lame antérieure de la gaine du grand droit, incision des fibres du grand droit. La lame postérieure de la gaîne du muscle est œdematiée : une assez grande quantité de sérosité s'écoule pendant l'incision des fibres musculaires. Impossible alors de reproduire cette fluctuation qui était déjà si douteuse. En pressant le fond de la plaie avec les doigts on a la sensation d'un corps mou et fuyant, on croirait sentir le bout du foie fuir sous la main; application au fond de la plaie du caustique de Filhos afin de produire des adhérences entre les deux feuillets du péritoine et empêcher la bile de s'épancher dans la séreuse. Pansement simple, glace au citron, extr. gommeux d'opium 0,10 cent.

Le 13. Un vomissement.

Le 14. Deux vomissements, selles liquides. La tumeur qu on voyait et sentait à l'épigastre s'est limitée, est devenue hémisphérique, on dirait que les fibres incisées du grand droit lui ont permis de devenir plus saillante; peau légèrement chaude, pouls petit et fréquent, les vomissements ont cessé; ventre non soulevé, un peu doureux à l'épigastre. Le moment d'inciser la lame postérieure du grand droit est arrivé. Des adhérences suffisantes doivent être formées.

Il est toujours impossible de reproduire la fluctuation : faire une ouverture paraît bien hardi.

Le 15. La malade ne va pas mieux, a tout à fait perdu l'appétit. Traitement : pot avec extr. gommeux 0,10 cent. L'eschare de la plaie épigastrique s'est détachée; nouvelle application du caustique Filhos.

Le 16. Il semble qu'il y a une amélioration générale. Le malade souffre moins.

Le mieux continue; la malade a dormi; selles liquides, abondantes, colorées par la bile; il semble qu'il y a une débâcle, peut-être une perforation du canal cholédoque. Nouvelles cautérisations avec le caustique Filhos.

Le 18. Selles liquides, un peu grisâtres, elles ne contiennent pas de pus. L'état général s'aggrave de nouveau; température assez élevée, pouls petit, très fréquent, quelques frissons répétés, ventre souple non ballonné mais douloureux surtout à l'épigastre. Les vomissements disparaissent, prostration, constipation, émaciation complète.

Le 19. Affaissement croissant; température élevée; pouls petit, très précipité, constipation, ventre non douloureux, deux vomissements, l'ictère revient.

Le 20. Pendant la nuit toux quinteuse, pas de crachats, prostration extrême, plus de selles depuis le 17, vomissements.

Le 21. Pouls excessivement fréquent, subdélire, extrémités froides, les plaies de l'épigastre et de l'aine sont sèches.

Le 22. La malade meurt à six heures du matin.

Le 24. Autopsie.

Abdomen. Péritoine des régions ombilicale et iliaque à peine rougi, anses intestinales non distendues, le feuillet du péritoine de la face convexe du foie présente plusieurs adhérences avec le péritoine pariétal. Foie un peu volumineux au niveau de la partie antérieure du sillon antéro-postérieur. Pseudo-membranes nombreuses, épaisses reliant les deux feuillets du péritoine; en les tendant légèrement on voit une poche molle, fluctuante, blanchâtre, de la grosseur d'un œuf faire saillie. Elle s'ouvre tout à coup malgré les précautions prises pour l'isoler. Il s'en écoule un liquide abondant, verdâtre qui est de la bile. Cet accident nous empêche de disséquer la tumeur avec tout son contenu; les deux parois semblent simplement formées par le péritoine et des pseudo-membranes, elle proémine de 0,03 cent. par le trou de la veine ombilicale.

L'ouverture par laquelle le cordon de la veine ombilicale plonge dans le foie est dilatée, son diamètre est de 77 centimètres, on peut y introduire facilement trois doigts à la fois. Les doigts, le stylet s'enfoncent profondément et se perdent dans une vaste poche. Le canal de la veine ombilicale a 0,055 millim. de largeur et 0 mètre 05 de longueur.

On ouvre le duodénum, arrive sur le pli de Vater, dissèque le canal cholédoque, qui est normal, dans une longueur de 9 centimètres, son diamètre est de 12 millimètres.

On arrive à l'embouchure du cystique dans le cholédoque; juste à 5 millimètres au-dessus on tombe sur un calcul régulièrement sphérique, de 12 millimètres de diamètre, légèrement bombé, on lui communique des mouvements faciles; ne bouchant pas hermétiquement la lumière du canal, le passage de la bile n'était pas tout à fait interrompu, on le laisse en place, immédiatement au-dessus, on tombe sur une vaste poche molle fluctuante dans laquelle on peut introduire les deux poings. Elle forme une cavité conique à base correspondant au sillon tranverse et à sommet très obtus regardant le calcul. Elle est séparée de l'ouverture du canal de la veine ombilicale par un pont de substance hépatique de 5 centimètres de large, correspondant à l'éminence porte antérieure, elle contient de la bile un peu concrète, ses limites sont en haut le foie, en bas et sur les côtés les parois épaissies du canal hépatique en ce niveau dilaté. Elle est située principalement sous le lobe gauche. Son diamètre transvers est de 5 millimètres, son antéro-post. de 0 mètre 095. Cette vaste poche communique avec celle que nous avons vu proéminer par ce trou de la veine ombilicale; elle à deux prolongements, un allant sous le lobe gauche, dans lequel on peut introduire 4 doigts; un autre dans le lobe droit, dans lequel on peut en introduire 3.

Les parois de ces deux diverticulums sont percées de trous dans plusieurs desquels on peut introduire un doigt, l'ongle arrive, en suivant les canaux, à très peu de distance de la face convexe.

Sur toute cette face supérieure, surtout à gauche, on voit de petites bosses arrondies, molles, fluctuantes, de la grosseur d'un pois, d'une noisette, ressemblant à des kystes. Quelques-uns ont une enveloppe très-mince et sont presque ulcérées ; elles contiennent une bile très épaisse.

De prime abord on pourrait croire que la tumeur proéminant sur le bord tranchant du foie était due à une dilatation de la vésicule biliaire, mais celle-ci se trouve atrophiée à sa place normale et ne contient pas de bile. Vers son sommet on trouve un calcul ovoïde, un peu bosselé, le canal cystique n'existe plus ; la bile contenue dans la poche a son odeur normale est très jaune, très-concrète, granuleuse au toucher.

A la coupe le foie n'est pas ramolli ; sa coloration est un peu jaune, la poche a des prolongements ressemblant à ceux des canaux hépatiques. Ces prolongements ne sont que les canaux ou les canalicules hépatiques dilatés, on peut les suivre jusqu'à la périphérie du foie, en en disséquant quelques-uns avec soin on arrive dans les kystes placés à la surface. Quelques calculs irréguliers sont enkystés dans la substance du foie. Tous ces canaux et tous ces kystes contiennent une bile très épaisse, se laissant presque écraser avec un manche de scalpel, montrant au microscope des calculs excessivement petits ; par-ci par-là se trouvent quelques globules purulents. Il semble que les acini du foie comprimés excentriquement devraient avoir subi une atrophie graisseuse, quelques cellules hépatiques commencent à se remplir de grandulations, en quelques points le tissu connectif a commencé à proliférer. Les plus petits canalicules hépatiques allant aux acini ont leur diamètre augmenté au moins 2 ou 3 fois. Rien dans les vaisseaux sanguins. Estomac, intestins sains, ne contenant pas de bile.

Obs. XII. — *Fistule hépato-bronchique chez un homme de 46 ans, alcoolique. Début très brusque ; hypertrophie du foie ; guérison spontanée.* (P. Laboulbène.)

B... (Honoré), âgé de 46 ans, brossier, entré le 14 mars 1875 à l'hôpital Necker, salle Saint-André, n° 2 ; sorti le 1er mai.

B... vient à la consultation de l'hôpital le 14 mars, en disant que, depuis le mois d'octobre dernier, il crache de la bile. Cet homme paraît fort et bien constitué ; il est admis de suite.

Antécédents héréditaires. — Les parents de B... n'ont été atteints d'aucune diathèse ; son père est mort de vieillesse ; sa mère, en 1832, du choléra. En 1853, il s'est marié. Aujourd'hui il a deux fils : l'un âgé de 21 ans, l'autre de 18 ans ; tous deux robustes et jouissant d'une bonne santé. B... a, en outre, deux sœurs et un frère qui se portent parfaitement bien.

Antécédents hygiéniques. — B... n'a jamais été dans la misère. Ouvrier, il a toujours gagné suffisamment pour vivre d'une manière assez confortable. Il avoue qu'il a l'habitude de boire un peu trop de vin ; il croit qu'il en boirait bien cinq ou six litres sans se griser. Jamais il ne prend d'eau-de-vie.

Antécédents pathologiques. — La santé de B... a toujours été excellente. Pas de syphilis. Jamais il n'a eu de fièvres intermittentes, jamais de jaunisse ; jamais de coliques hépatiques. Il est difficile de savoir positivement quelle est la cause de la maladie actuelle. B... a été atteint d'une double cataracte ; les troubles de la vision commencèrent il y a trois ans, la double opération, faite il y a deux ans, a parfaitement réussi.

Maladie actuelle. — Le 4 octobre dernier, B... se trouvait à Chartres ; en ce moment, il était en parfaite santé. Pendant la journée, il but une grande quantité de bière.

Le lendemain, en toussant sans grands efforts, il expulsa des crachats verdâtres, et en même temps il commençait à ressentir dans la bouche un goût d'amertume très désagréable : il remarquait, de plus, que sa langue était jaune. B... est un homme fort intelligent, répondant très bien à toutes les questions qu'on lui pose, et il est impossible d'avoir d'autres renseignements sur le début de la maladie. Jamais il n'a vomi de pus, jamais de liquides ou de membranes pouvant faire soupçonner l'ouverture d'un kyste hydatique du foie dans les bronches.

Depuis le 4 octobre, l'expectoration verte a continué, elle n'a jamais été fétide ; d'ailleurs l'appétit n'a pas diminué. B... n'a rien remarqué d'anormal dans ses selles. Les déjections alvines n'ont jamais été décolorées. Quant aux crachats, ils ont toujours présenté la même teinte caractéristique.

Les nuits ont souvent été mauvaises ; le besoin de tousser empêchant le sommeil. Quand le malade dort un peu, il rêve, et ses rêves présentent les caractères spéciaux de ceux des alcooliques ; il se croit poursuivi par des animaux, chiens ou chats ; il lui semble tomber dans l'eau, ou être pris sous un mur qui s'écroule, etc.

Les aliments sont ingérés en conservant leur goût. Pendant les repas, B... a continué à cracher souvent de la bile, mais il ne rend pas ses aliments. D'après le malade, l'expectoration serait plus abondante quelque temps après le repas.

Etat au moment de l'entrée à l'hôpital, le 15 mars. — Au premier abord, B... présente toutes les apparences de la santé ; il a même un certain degré d'embonpoint. Tous ses divers organes, examinés avec soin, paraissent sains. L'auscultation du cœur ne révèle aucun bruit anormal. A peine trouve-t-on quelques râles disséminés dans les deux poumons.

La palpation et la percussion du foie montrent une hypertrophie nette. La matité commence à deux travers de doigt au-dessous du mamelon ; en bas, le foie déborde les fausses côtes de quatre largeurs de doigt, et il affleure l'ombilic. L'urine rendue hier s'élève de 600 à 700 grammes ; elle a une teinte acajou.

Le crachoir est rempli d'un liquide d'un vert jaunâtre, non spumeux, sans mauvaise odeur, présentant absolument l'aspect de la bile. Dans ce liquide nagent quelques crachats muqueux, non teintés en vert. Le pouls est ample et plein. — Température axillaire 36°,8 Pouls 72. Respiration 20. — *Prescription :* Eau de Vichy ; julep diacodé ; 4 portions d'aliments. Eau de Sedlitz pour le lendemain matin.

Le 16 mars. Urines. 600 grammes, présentant la même teinte qu'hier. Même expectoration non spumeuse, non fétide. Le liquide a été examiné par M. Méhu. On a constaté la présence de la bile mêlée à une certaine quantité de mucus.

Le malade a été à la selle : matières moulées, verdâtres, couleur d'épinards cuits. La nuit a été bonne. La langue est ocreuse comme si on l'avait badigeonée avec de la teinture d'iode.

M. Laboulbène ausculte de nouveau, et avec grand soin, le malade ; aujourd'hui il entend, dans un point limité à la partie moyenne de la base du poumon droit, des râles nombreux muqueux, à grosses bulles et à bulles moyennes. En même temps, la percussion dans cet endroit précis donne un son un peu plus obscur que du côté opposé. Toutes les personnes suivant la visite constatent nettement l'existence de ces râles muqueux. Pendant qu'on l'examine, le malade est pris d'une quinte de toux, et sans grands efforts, il rend quelques crachats bilieux. Au même moment, les râles disparaissent presque complètement.

Le même examen, qui a été renouvelé plusieurs fois dans la matinée, donne les mêmes résultats : râles à grosses bulles vers le milieu de la base du poumon droit, dans un point circonscrit, disparaissant quand le malade a toussé et rendu sans efforts une petite quantité de bile. La veille, l'auscultation avait été sans doute pratiquée après une quinte de toux, et les râles n'avaient pas été entendus.

Aujourd'hui, le résultat est bien net, et les signes fournis par l'auscultation sont absolument caractéristiques. Pour M. Laboulbène, le malade est atteint d'une *fistule hépato-bronchique* ; il y a évidemment là une communication directe entre le foie, entre un canal biliaire d'un certain volume et les bronches. Si le fait est certain, l'explication est plus difficile ; les antécédents faisant, comme le chef de service le fait remarquer, absolument défaut. La quantité de l'expectoration fait supposer que la communication est établie avec des canaux biliaires ; en effet, les râles sont entendus en arrière seulement. La lésion doit siéger près du bord postérieur du foie.

Le 17 mars. Urine, un litre et demi, moins foncée. Un demi crachoir est rempli de crachats bilieux, rendus surtout le matin, car l'expectoration de la journée est moins abondante.

L'état général est très bon. Le malade a bon appétit. Son sommeil seul est troublé par le besoin de tousser.

18. Un litre d'urine. Même état que les jours précédents. Le foie a diminué de volume.

Le 20. Les signes fournis par l'auscultation de la poitrine sont exactement les mêmes : râles à la base du poumon droit, disparaissant par la toux et l'expectoration bilieuse. Obscurité du son à ce niveau.

Le 21. Nuit mauvaise, sans sommeil. Deux crachoirs sont à peu près remplis. La langue est verte. Un litre d'urine. Le foie est remonté d'environ 2 centimètres 1]2. Son volume est donc moindre.

Le 23. Pas de crachats pendant la nuit. Immédiatement après avoir mangé, ce matin, B... a une expectoration abondante et d'une couleur vert foncé. On entend à peine quelques râles à la base du poumon droit, plusieurs grandes inspirations n'en déterminent pas. Le foie, vers la région de la vésicule, offre un empâtement, comme une saillie arrondie. Trois quarts de litre d'urine.

Les crachats sont examinés au microscope. M. Laboulbène constate la présence de larges cellules épithéliales, provenant sans nul doute de la bouche ; deux ou trois cellules arrondies, à noyaux bien nets, sont peut-être des cellules hépatiques.

1er avril. L'état du malade n'a pas changé. Un jour l'expectoration est très abondante, le lendemain elle l'est moins. La quantité d'urine varie également d'un jour à l'autre. Toutes les fonctions s'accomplissent parfaitement bien.

Le 16 avril. Deux litres d'urines. Un demi-crachoir d'expectoration bilieuse. Les râles ne sont pas entendus nettement à la base du poumon droit.

Le 24. Les crachats ont changé de nature. Il y a peu de bile. On voit plusieurs crachats cohérents, qui ne sont pas nummulaires, mais déchiquetés, et ressemblant à des crachats de phthisiques ; leur couleur est jaune à leur pourtour, et comme teintée par de l'ocre. Le microscope y fait constater : des noyaux arrondis, ayant 2 à 3 millièmes de millimètre, granuleux, contenant un pigment jaune ; et, de plus, des leucocytes en grande abondance.

Pour d'autres parties du crachoir, on voit à l'œil nu du sang fluide et quelques très petits caillots peu cohérents. On éprouve une peine extrême a saisir un de ces caillots pour le placer sous le champ du microscope. Le sang est très pauvre en globules sanguins; néanmoins M. Laboulbène en a trouvé quelques-uns. Cette rareté des globules est facile à expliquer, puisque la bile exerce une action dissolvante sur les hématies. On voit encore dans la préparation de larges cellules aplaties d'épithélium pavimenteux, provenant certainement de la bouche.

L'auscultation fait constater un peu de rudesse de la respiration à la base du poumon droit. On entend aussi de temps à autre quelques râles muqueux. Le foie déborde toujours les fausses côtes d'environ 2 centimètres ; on sent la saillie, déjà notée, au niveau de la vésicule biliaire.

Le 25. Crachats jaunes à la périphérie, qui a une teinte ocreuse, comme hier, mais peu abondants. Mêmes signes à l'auscultation et à la percussion. Un litre d'urine.

Le 26. Expectoration presque nulle. Quelques crachats déchiquetés et jaunes. La langue est rose, et sans enduit bilieux, comme précédemment; le foie n'a pas augmenté de volume. On n'entend plus de râles à la base du poumon droit. Un litre et demi d'urine.

Le 27. Les crachats sont encore moins nombreux, ils sont aussi moins jaunes. Il n'y a plus d'amertume dans la bouche. Trois quarts de litre d'urine. Le malade dit qu'il est guéri et demande à sortir.

Le 8. Même état. Trois ou quatre crachats jaunâtres adhèrent au fond du vase. Toujours même saillie au niveau de la vésicule. Absence de râles à la base droite.

Le 29. Trois ou quatre crachats d'aspect muqueux. Un litre et demi d'urine. Mêmes signes à l'auscultation et à la percussion.

Le 30. Pas même un crachat. Le crachoir est vide et sec. Absence de râle à la base droite. Les garde-robes, examinées plusieurs fois depuis quelques jours, sont colorées par la bile, mais pas plus qu'à l'ordinaire.

Le 1er mai. Le malade sort.

Examen avant la sortie.—Un seul crachat jaune adhérent au fond du vase. La rate n'est pas augmentée de volume. En examinant le foie, on trouve toujours une tuméfaction intermédiaire entre le sternum et le mamelon dans la région de la vésicule. La matité commence à deux travers de doigt au-dessous du mamelon. En partant de ce point, on trouve les hauteurs suivantes : A la partie interne, près du sternum, la matité donne une hauteur de 11 centimètres 1/2 ; sur la ligne mamelonnaire, 15 centimètres ; à la partie externe, 13 centimètres.

On avait trouvé, les premiers jours de l'entrée du malade, de la submatité à la base du poumon droit ; il n'y en a plus.

L'auscultation ne fait entendre aucun bruit anormal dans les deux poumons. A la base droite seulement, on perçoit quelques râles à timbre clair, tout à fait dans l'oreille, à la fin de l'inspiration, quand on fait respirer le malade fortement. C'est à coup sûr de la crépitation pleurale.

B... est très bien portant, et, au point de vue de la santé générale, il se trouve dans le même état qu'au moment de son entrée ; il dort mieux, et promet de renoncer à ses habitudes de buveur.

B... est revenu, depuis sa sortie, à la consultation. Il nous remercie, et se trouve absolument guéri de son expectoration bilieuse.

Voici le résultat de l'examen clinique auquel l'expectoration bilieuse et l'urine ont été soumises. La note suivante m'a été remise par M. le Dr Méhu, pharmacien en chef à l'hôpital Necker.

Le liquide remis par M. Laboulbène le 14 mars 1875 (provenant du malade n° 2, de la salle Saint-André), était visqueux, *il filtrait avec une extrême lenteur*. Sa couleur était jaune verdâtre, comme celle des vomissements dits bilieux.

« Le liquide filtré précipitait abondamment par l'acide acétique ; le précipité avait les caractères de la mucine impure, il était d'un beau vert foncé, car la mucine avait entraîné les matières colorantes biliaires (biliverdine et biliprasine). Ces deux matières colorantes vertes ne se distinguent guère que par l'insolubilité de la biliprasine par l'éther; leur séparation n'a jamais pu être effectuée nettement, et il était évident d'ailleurs que, pendant leur séjour sur le filtre, en présence d'une liqueur acide qui possédait probablement quelques-unes des propriétés digestives du suc gastrique, elles ont subi des modifications sensibles, rendues très manifestes par leur changement de coloration.

« Le liquide filtré, privé de mucine et de presque toute la matière colorante biliaire par l'acide acétique, ne renfermait pas l'albumine coagulable par la chaleur, bien que, pour cette recherche, il eût été saturé à froid par du sulfate de soude (pour prévenir l'action dissolvante sur l'albumine qu'aurait exercée un excès d'acide acétique).

« Ce liquide filtré, évaporé à siccité après addition de quelques gouttes d'acide chlorhydrique, fut repris par l'alcool bouillant. L'extrait alcoolique, évaporé de nouveau à siccité et repris par quelques grammes d'eau distillée, donnait très aisément et très nettement, par le sucre et l'acide sulfurique (réaction Pettenkofer), la belle coloration violette caractéristique des acides biliaires, preuve certaine que le liquide examiné contenait *tous les éléments de la bile.*

« L'urine était rouge, non ictérique, mais elle appartenait évidemment, quoique à un assez faible degré, à cette classe d'urines désignées quelquefois sous le nom d'hémaphéiques. La matière colorante normale de l'urine est alors excrétée dans une beaucoup plus grande proportion ; cette matière paraît être un dérivé des matières colorante de la bile, mais elle ne donne pas par l'acide azotique nitreux la série de colorations caractéristiques des matières colorantes biliaires (Gmelin). » (*Union médicale*, 6 et 21 août 1875.)

INDEX BIBLIOGRAPHIQUE.

Glisson. — Anatomica hepatis, London, 1654.

Morgagni. — De sedibus et causis morborum, lettres XXVII, XLIX.

Realdus Colombus. — Historia hepatis, t. I, p. 191, Genevœ, 1725, Observations des calculs biliaires trouvés dans la veine porte d'Ignace de Loyola.

Hoffmann (Fr.). — De dolore et spasmo, ex calculo felleo; resp. Nitzch. Inaug. diss. Hall, 1751.

Cajetan Tacconi.—De raris quibusdam hepatis, etc., Bologne, 1740.

Stalp. Van der Viel. — Obs. d'un calcul volumineux issu d'une tumeur purulente biliaire, après incision de celle-ci, 1758, Paris, trad. de Planque.

Pomme. — Obs. sur une tumeur pierreuse formée par la bile épanchée dans le tissu cellulaire des muscles du bas-ventre. Journal de Vandermonde, t. X, p. 431.

Sabatier. — Essai sur les différentes espèces de calculs biliaires et les différentes maladies qui en dépendent, th. de Montpellier, Anal. et ext. in Journal de Vandermonde, juillet 1758, t, IX, p. 462.

Herlin (1757). — Expériences sur l'ouverture de la vésicule du fiel et de son extirpation dans le chien et le chat, in Journal de Roux, juillet, t. XXVII, p. 403.

Frank (J.-P.). — Obs. méd. clin., Mayence, 1783. Dangers de la tumeur biliaire chez les femmes grosses. Cas de rupture pendant l'accouchement, épanchement biliaire, abcès ouvert dans le vagin.

Double. — Addition à l'obs. de Desjardin. Indication des principaux faits connus de rupture ou de déchirure de la vésicule du fiel, in Journ. gén. de méd. clin., 1805, t. XXII, p. 369.

Léspine. — Obs. sur une tumeur très volumineuse située dans l'hypochondre droit, guérie par l'extraction d'un grand nombre de concrétions ou pierres biliaires.

Biett et Cadet de Gassicourt. — In Dict. de sc. méd., t. III, Paris, 1812, art. Calculs biliaires.

Bouillaud. — Recherches cliniques sur les maladies des voies biliaires, in Journal des sc. méd., décembre 1827.

Bérard (Ainé). — Note sur une oblitération presque complète du canal cholédoque avec dilatation considérable des canaux biliaires, in Bull. de la Soc. Anat., 1827, p. 58.

Andral. — Précis d'anat. path. Maladies des voies d'excrétion de la bile, 1827.

Robert (1828). — Fistule entre le canal cholédoque et la veine mésentérique supérieure, in Comptes rendus des travaux de la Soc. anat. pour l'année 1828, p. 258.

Dance. — Inflammation de la veine porte ventrale et hépatique, in Arch. gén. de méd., 7e année, t. XIX.

Fauconneau-Dufresne. — 1829, id.

Wolff. — Rupture transversale et complète du canal hépatique, in Gaz. méd., Paris, 1830.

Fabre. — Obs. remarquable d'ectasie et d'oblitération des voies biliaires, Gaz. méd., Paris, 1830.

Ribes. — Cas remarquables de dilatation des voies biliaires, Bull. de la Soc. anat., 1831, p. 2 et 49, 6e année.

Phœbus. — Branches de la veine porte remplies de calculs biliaires, Berlin, 1832, p. 14.

Chomel. — Ectasie biliaire calculeuse, hépatite diffuse secondaire. Leçons cliniques, in Lancette française, octobre, 1835.

Boudet. — Abcès périvésiculaire, Bull. de la Soc. anatomique, 12e année.

Marjolin. — Obs. d'épanchement de bile dans le foie, Bull. de la Soc. anat., 1837, p. 39.

Fournet. — Rapport sur l'observation précédente, ibid., p. 43.

Brünn. — Issue de calculs biliaires par un abcès au-dessous de l'ombilic, in Œsterr. med. Iahrb., Bd XII, Heft 1, et in Arch. gén. de méd., 3e et nouv. série, 1839, t. IV, p. 235.

Fauconneau-Dufresne. — Des calculs biliaires et des accidents qui en résultent, in Rev. méd , 1841.

Devay. — Calcul volumineux dans la branche droite de la veine porte dilatée, in Gaz. méd. de Paris, 1843, et dans le Traité de Fauconneau-Dufresne.

Fauconneau-Dufresne. — La bile et ses maladies, in Mém. de l'Ac. roy. de méd, 1846, t. XIII.

Deville. — Oblitération de la vésicule, dilatation de ses vaisseaux lymphatiques, Bull. de la Soc. anat., 21e année, p. 242.

Fauconneau-Dufresne. — Traité de l'affection calculeuse du foie et du pancréas, Paris, 1852.

Barth. — Abcès extérieur à la vésicule, communiquant d'une part avec la vésicule, de l'autre avec le côlon transverse, Soc. anat., 26e année, p. 137.

Dolbeau. — Cholécystite calculeuse purulente, Bull. de la Soc. anat., t. XXIV.

Siry. — Calculs biliaires sortis à travers la paroi abdominale au niveau de la région inguinale, in Bull. de la Soc. anat. 33e année, 2e série, t. II. p. 289.

Luys. — Ectasie biliaire, angiocholite purulente, pénétration du pus dans la veine porte, Bull. de la Soc. anat., 32e année, 2e série, t. II, p. 178.

Guibout. — Perforation du canal cholédoque par un calcul biliaire, vaste phlegmon superficiel de la région de l'hypochondre droit, consécutif à une péritonite, in Bull. de la Soc. médicale des hôp., 2e série, t. I, p. 193.

Bressy. — Tumeur biliaire formée dans les canaux hépatiques, th. Strasbourg et Arch. gén. de méd., 1868, p. 348.

Frerichs. — Maladies du foie.

Charcot — Idem.

BIBLIOTHÈQUE NATIONALE R.F. IMPRIMÉS

Paris. — A. PARENT, imprimeur de la Faculté de Médecine, rue M.-le-Prince, 29-31.

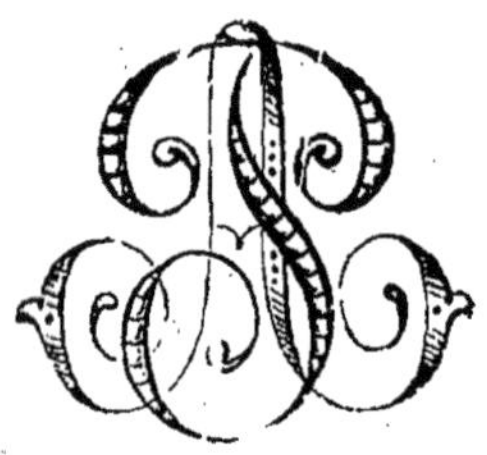

www.ingramcontent.com/pod-product-compliance
Ingram Content Group UK Ltd.
Pitfield, Milton Keynes, MK11 3LW, UK
UKHW020211200726
13856UKWH00004B/1319